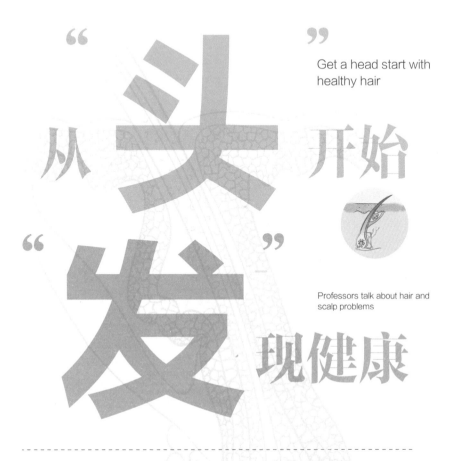

从 "头" 开始 "发" 现健康

Get a head start with healthy hair

Professors talk about hair and scalp problems

权威专家解码毛发与头皮问题

主 编 张建中 章星琪 周 城
副主编 范卫新 杨勤萍 方 红

U0388355

辽宁科学技术出版社
沈 阳

图书在版编目（CIP）数据

从"头"开始"发"现健康：权威专家解码毛发与头皮问题 / 张建中，章星琪，周城主编；范卫新，杨勤萍，方红副主编. —沈阳：辽宁科学技术出版社，2021.11

ISBN 978-7-5591-2303-9

Ⅰ.①从… Ⅱ.①张… ②章… ③周… ④范… ⑤杨… ⑥方… Ⅲ.①毛发疾病—诊疗②头皮—疾病—诊疗 Ⅳ.①R758.710.5

中国版本图书馆CIP数据核字（2021）第202885号

出版发行：辽宁科学技术出版社
　　　　　（地址：沈阳市和平区十一纬路25号　邮编：110003）
印 刷 者：辽宁新华印务有限公司
幅面尺寸：170mm×240mm
印　　张：15
字　　数：200千字
出版时间：2021年11月第1版
印刷时间：2021年11月第1次印刷
责任编辑：刘晓娟
封面设计：杜　江
责任校对：王玉宝

书　　号：ISBN 978-7-5591-2303-9
定　　价：98.00元

联系电话：024-23284376
邮购电话：024-23284502
http://www.lnkj.com.cn

序

随着我国人民生活水平的提高，大众对美的追求也越来越高。头发是人体美学的重要组成部分，因此人们对头发和头皮的健康也日趋重视。各种疾病、精神压力、环境污染、不良生活习惯等均可影响头发和头皮的健康。如何保持头发和头皮的健康，如何进行科学的护理和保养对每个人都很重要。同时，我们也看到，市场上各种各样的头皮护理、生发机构、美发护发"偏方"等也越来越多，让人应接不暇、真假难辨，甚至有人因轻信广告而造成头皮损伤。因此，针对大众进行头发和头皮的健康科普教育就显得特别重要。

本书由来自国内医学院校附属医院从事多年毛发临床和研究的20余位专家共同编著。本书主编是张建中教授、章星琪教授和周城教授，三位教授是在毛发界有重要影响的专家。

本书介绍了头皮和头发的正常结构和功能，介绍了雄激素性秃发、斑秃、脂溢性皮炎（头皮屑）、特应性皮炎等常见毛发疾病与头皮疾病。从病因、发病机制、临床表现、诊断方法、治疗手段等方面进行了全面的介绍。专家们的讲解深入浅出，语言通俗易懂，还对大众常见疑问和认识误区进行了科学解答。本书编写的目的是让大众能科学地了解头发与头皮疾病，提高早期诊断和正确就医意识，在浩如烟海的信息中识别真伪，选择正确的就诊和治疗方法。本书是目前国内为数不多的专门针对头发与头皮健康的科普书籍，我对专家们重视科普、积极参与科普的精神表示赞赏。

头皮和头发都是"头"等大事。张建中教授带领国内毛发研究领域的专家们为大众编撰了这本科普读物，帮助大家尽早发现、有效预防并及时治疗头发和头皮方面的问题。我相信读者们一定可以从中获得一些关于头发和头皮健康的知识，得到启发。祝本书发布成功！祝我国皮肤领域的科普越来越好！

中国工程院院士、中国医科大学终身教授

2021年10月

主编简介

主编

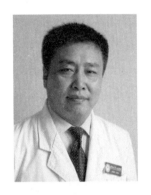

张建中

北京大学人民医院皮肤科主任，教授，主任医师，博士生导师。中华医学会皮肤性病学分会第十三届主任委员，中国康复医学会皮肤性病学分会主任委员，亚洲皮肤科学会理事、国际特应性皮炎研究会理事，世界华人医师协会皮肤科医师协会副会长，中国医师协会皮肤性病学分会副会长等。2018年获"国家名医"称号。

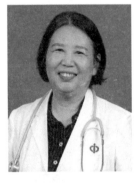

章星琪

中山大学附属第一医院皮肤科主任医师，教授、皮肤性病学教研室主任，博士生导师。中西医结合学会毛发学组组长，中华医学会皮肤病学分会毛发学组副组长，国际毛发研究学会会员，广东省医学美容学会毛发分会主委等。医疗专长主要有毛发疾病尤其是斑秃，男性激素源性脱发和各类瘢痕性脱发等。

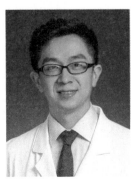

周　城

北京大学医学博士，北京大学人民医院皮肤科副主任医师，副教授，硕士生导师。中国康复医学会皮肤病康复专委会毛发疾病康复学组组长，中华医学会皮肤性病学分会毛发学组委员兼秘书，中华医学会皮肤性病学分会青年学组委员，中国医师协会皮肤科医师分会青年委员会委员等。擅长毛发疾病、皮肤美容、皮肤病理及皮肤镜。

副主编

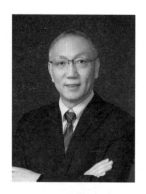

范卫新

南京医科大学第一附属医院（江苏省人民医院）教授，主任医师，美国、德国、芬兰博士后。中华医学会皮肤性病学分会毛发学组副组长，中国中西医结合学会皮肤性病学专业委员会毛发学组副组长，江苏省医学会皮肤性病学分会现任主任委员和毛发学组组长等。擅长脱发、过敏性皮肤病和性病等疑难疾病的诊治。

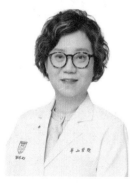

杨勤萍

复旦大学附属华山医院皮肤科，主任医师，博士生导师。中国中西医结合皮肤性病学分会委员兼秘书，中华医学会医学美学与美容学分会委员，中华医学会皮肤性病学分会毛发学组副组长，中国中西医结合皮肤病专业委员会毛发学组副组长等。主要致力于毛发疾病发病机制和治疗的研究与皮肤病的中西医结合治疗。

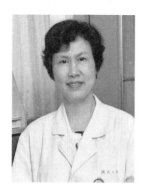

方　红

浙江大学医学院附属第一医院皮肤性病科主任，教研室主任，教授，主任医师，博士生导师。中华医学会皮肤性病学分会委员及毛发学组副组长，浙江省皮肤病学分会前主任委员，中国医师协会皮肤科医师分会常委及浙江省皮肤科医师分会会长等。主要研究方向：免疫性皮肤病、皮肤老化、皮肤屏障、皮肤肿瘤的病理机制研究。

编者名单

主　编　张建中　北京大学人民医院

　　　　　章星琪　中山大学附属第一医院

　　　　　周　城　北京大学人民医院

副主编　范卫新　南京医科大学第一附属医院（江苏省人民医院）

　　　　　杨勤萍　复旦大学附属华山医院

　　　　　方　红　浙江大学医学院附属第一医院

编　委　（按姓氏拼音排序）

　　　　　范卫新　南京医科大学第一附属医院（江苏省人民医院）

　　　　　方　红　浙江大学医学院附属第一医院

　　　　　李　吉　中南大学湘雅医院

　　　　　刘　清　上海交通大学医学院附属第九人民医院

　　　　　罗　颖　南方医科大学皮肤病医院

　　　　　吕中法　浙江大学医学院附属第二医院

　　　　　皮龙泉　延边大学附属医院

　　　　　朴永君　大连医科大学附属第一医院

　　　　　冉玉平　四川大学华西医院

　　　　　孙蔚凌　南京医科大学第一附属医院（江苏省人民医院）

　　　　　魏爱华　首都医科大学附属北京同仁医院

　　　　　吴文育　复旦大学附属华山医院

　　　　　伍津津　陆军军医大学大坪医院

　　　　　熊春萍　广州医科大学附属第一医院

　　　　　徐　峰　复旦大学附属华山医院

　　　　　徐学刚　中国医科大学附属第一医院

　　　　　杨顶权　中日友好医院

	杨勤萍	复旦大学附属华山医院
	杨淑霞	北京大学第一医院
	杨希川	陆军军医大学第一附属医院（西南医院）
	叶艳婷	中山大学附属第一医院
	张建中	北京大学人民医院
	章星琪	中山大学附属第一医院
	赵恒光	重庆医科大学附属大学城医院
	周　城	北京大学人民医院
	禚风麟	北京友谊医院
主编秘书	姚雪妍	北京大学人民医院
	李翔倩	北京大学人民医院

中华医学会皮肤性病学分会毛发学组
中国中西医结合皮肤性病专业委员会毛发学组
中国康复医学会皮肤病康复专业委员会毛发学组

目录

第五章　其他常见头皮疾病 / 185

一、头皮与头发感染 / 185

二、头皮银屑病 / 193

第一章
头皮与毛发生理

1. 健康头皮的标准

毛发从毛囊内长出，毛囊位于头皮的真皮和皮下组织中，头皮的健康直接关系到毛发的健康。

健康的头皮细腻、有弹性、润泽，具有均匀分布的浓密黑亮的毛发，皮肤屏障功能良好。头皮外观上，没有肉眼可见的颗粒状或者片状的皮屑，没有毛囊炎、头皮赘生物或者头皮肿物。健康的头皮具有正常的颜色，没有红斑、白斑、色素沉着斑等。头皮感觉正常，触感清爽，没有瘙痒感、油腻感、异物感、麻木感等，适度按压头皮不感觉到疼痛。健康的头皮排汗功能正常，具有调节体温的作用。皮脂分泌适中，头皮不过度油腻，也不过度干燥。具有正常的免疫功能，能够在一定程度上抵抗细菌、真菌等病原体的侵袭。

2. 健康毛发的标准

健康的毛发浓密、粗黑、清爽、富有光泽和弹性，不易脱落，毛干形态和颜色均匀，末端没有分叉。

毛发数量正常，人体约有500万个毛囊。头部有约10万个毛囊，以粗黑的终毛为主，细软、颜色浅的毳毛比例不超过20%。每日因新陈代谢脱落的毛发不超过50~100根。毛发颜色正常，没有早年白发，或其他异常颜色。头皮毛发分布均匀，没有明显稀疏或斑块状、条索状秃发。发干完整，颜色均匀，形状规则，没有异常的扭曲、结节、缠节、分叉、断裂等。健康的毛发洁净、清爽，没有明显的灰尘和皮屑附着，没有明显油腻粘连感，也没有过度干燥。毛发垂顺、有光泽，没有灰暗、发黄，这是因为健康毛发外层有完整呈房屋瓦片样排列的毛小皮，可以反射出漂亮的光泽。健康毛发富有弹性，而且可以抗拒一定程度的外力，不易拉出。

撰写：姚雪妍、张建中（北京大学人民医院）

审核：方红（浙江大学医学院附属第一医院）

二、头发的结构和生理功能

毛发在人体分布广泛。除了我们的手掌、脚掌、唇部、外阴等部位，毛发均匀生长在皮肤表面。暴露在皮肤外的部分叫毛干，在皮肤内的是毛根，毛干从毛囊中长出。

人体的500万个毛囊中，头部有约10万个毛囊，以终毛为主。随人体的不断老化，头皮毛囊数量、密度也会逐渐减少。20~30岁时每平方厘米约600个，70~80岁时就只剩400个左右。而人身体的毛囊，以毳毛为主，前额处密度最高，每平方厘米可达400~450根，而胸背部每平方厘米只有50~100根毛发。不同人种头皮毛发数量也略有差异。

1. 毛发的结构

◎毛干的组成（图1-1）

毛发按照形态、质地，可以分为毳毛和终毛。毳毛纤细、质地非常软，没有髓质，颜色色淡，所占比例不超过20%。终毛长、粗，存在髓质，色深。粗黑的头发、睫毛、眉毛、阴毛、腋毛都属于终毛。终毛的直径一般大于0.06mm，长1~50cm之间。

毛发是由角质形成细胞角化形成。毛干是毛发露出皮肤的部分，具有丰富的角蛋白，角蛋白占毛干总重量的85%~90%，其他成分还有水、色素、类脂质和微量元素。剖面由内至外可分毛髓质、毛皮质、毛小皮三层。

· 毛髓质：毛干的最内层，是毛发的主轴，由2~3层皱缩的角化细胞组成。毛髓质的角化细胞内含大量的角蛋白丝，细胞间充满空气间隙。

· 毛皮质：位于毛干的中间层，是构成我们毛发的主体部分。毛皮质跟我们毛发的柔软程度、弹性大小、毛发颜色等息息相关。毛皮质由多层紧密排列、呈梭形的角化细胞构成。这些梭形细胞的长轴与毛干平行，形成毛皮质纤维，相互扭转成"双螺旋"，这种结构使得我们的毛发强韧有弹性。构成毛皮质层的角化细胞里还含有丰富的黑素颗粒，形成了不同的毛发颜色。

· 毛小皮：毛发的最外层，决定我们毛发的外观和亮泽度。毛小皮作为毛发最外侧的保护层，可阻挡日晒、清洁、造型类美发产品等外界对毛发内部的损伤。毛小皮细胞形状多样，有长形、尖形、卵形和扁形等，一层一层像瓦片一样部分相互重叠。相互重叠排列的毛小皮有6~10层，每层厚350~450nm，游离缘朝向头发的末端，保护着毛干内部。毛根部的毛小皮光滑、整齐，而远离头皮部的毛小皮，因暴露在外界时间长，易受到各种外界因素的影响，毛小皮边缘翘起或破裂，这种现象又称侵蚀。侵蚀严重时，毛干毛皮质裸露，内含的水分丢失，造成毛发干燥、脆弱、亮泽度降低，甚至发生纵向断裂、末端分叉。

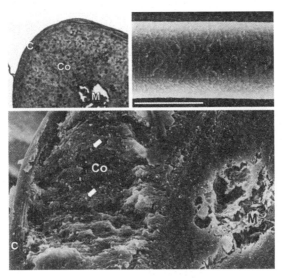

图1-1　电镜下的毛发结构

（C：毛小皮；Co：毛皮质；M：毛髓质）

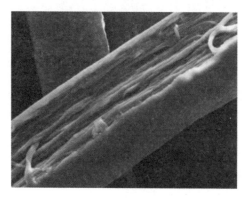

图1-2 电镜下的毛干结构
（外层毛小皮，暴露的毛皮质）

◎毛干的颜色（图1-2）

我们亚洲人头发的颜色是黑色或黑褐色，健康的毛发颜色黑亮、颜色均匀。

如前所述，毛干的颜色主要受毛皮质所含黑素颗粒的种类和数量所决定。毛皮质中的黑素颗粒，是由毛球中的毛母细胞产生的，并随着毛发生长带入毛皮质内。黑素颗粒沿着角蛋白的氨基酸链，像珍珠似的排列在发干中。黑素颗粒有两种：真黑素和褐黑素。真黑素颗粒呈卵圆形，形态一致，边缘清楚，多见于黑发和白种人的浅黑色发中。褐黑素颗粒小，为一种红和黄的含硫黑素，是真黑素合成的中间产物，部分呈卵圆形，部分呈棒形，多见于红发及黄发中。值得注意的是，即使是同一个人，每根头发所含的两种色素颗粒的多少，也可不同。发色和我们毛发组织中所含金属元素量也有一定的关系。

◎毛发的直径

毛发的直径与毛发所在的部位、毛囊大小、不同毛囊周期有关。一项针对健康女性毛发的毛发镜研究显示，头皮不同部位毛干直径不同。前额部毛干直径较粗，约为0.06mm；颞部、枕部毛干直径较细，约为0.057mm，细发（小于0.03mm的毛发）比例在颞部最高。毛干直径随我们年龄的增长而变化，9岁前毛干直径最细，之后毛干直径随年龄增长不断增粗，40岁后毛干直径随年龄逐渐变细。内分泌水平，如最常见的雌激素、雄激素等，均可直接影响毛干直径变化。如女性雌激素、孕激素相对升高时，毛干直径增粗，而雌孕激素相对下降时，毛发就进入了休止期，直径变细。雄激素相对升高，或毛囊对雄激素产物比较敏感时，尤其是双氢睾酮，可以导致毛囊的持续性微小化，或使毛发进入休止期，直径变小。其余因素如生活工作压力升高、长期熬夜、失眠、有持续性搔抓习惯、对头发进行过度造型等，均是常见的导致毛发直径变细的原因。此外，感染、免疫因素、遗传因素等也参与影响我们毛发的直径。

◎毛干的形态

毛干形态和毛球在毛囊中的位置、毛囊的形态、细胞角化过程是否正常、毛干中化学键的相互作用力等有关。

大多数亚洲人的毛球位置居中，长出的毛发又黑又直。但黑人的毛球在毛囊的偏侧，所以黑人的毛干长出角度各不相同，形成了卷发。毛囊形态的曲直影响头发的形态，扭曲的毛囊，可生长出扭曲的毛干。细胞角化过程异常会阻碍毛发生长速度，毛发会向着生长慢的一侧卷曲。

◎毛根的结构（图1-3）

毛根，与毛干相对应，指毛发在皮表下方的部分。毛根分为毛囊与毛乳头。

毛囊的代谢非常旺盛，呈周期性变化，毛发呈周期性生长。毛囊的结构和功能十分复杂，可以说，目前科学家还在不断地研究中。毛囊由毛囊漏斗部、毛囊峡部、毛囊下段组成。自毛囊上部至皮脂腺开口部位称为毛囊漏斗部，皮脂腺开口到竖毛肌附着点之间为毛囊峡部，毛囊的末端膨大部分为毛球。伸入毛球内的结缔组织称为毛乳头。

毛囊由内而外又可分为内毛根鞘、外毛根鞘和纤维鞘三层。毛囊的末端是毛球，位于真皮与皮下组织之间，在生长期时可进一步深至皮下组织。毛球主要由未成熟的毛母质细胞组成，其中有少数黑素细胞。毛母质细胞代谢旺盛，增殖能力很强，在毛乳头正上方排列成栅栏状，不断产生新的细胞，并合成含硫的角蛋白，逐渐组成毛发。新生的毛发到达毛球的上部时，逐渐由内向外排成六层，内三层向毛发细胞分化形成毛干，外三层向内毛根鞘细胞分化。

毛乳头属于真皮组织，又称小团间叶组织，从头发的底部突入毛球内。毛乳头内具有非常丰富的毛细血管和神经，供养毛发的生长，还有丰富的纤维细胞和

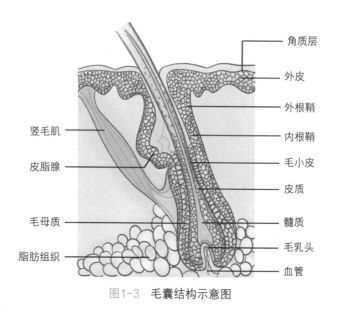

角质层
外皮
外根鞘
内根鞘
毛小皮
皮质
髓质
毛乳头
血管

竖毛肌
皮脂腺
毛母质
脂肪组织

图1-3　毛囊结构示意图

大量黏蛋白。毛乳头与头发的营养、生长密切相关。

2. 毛发（毛囊）的生长周期

正如树木的生长随着四季的变化而更替，毛囊的生长也具有周期性。我们按毛发的生长状态、形态结构，可以把毛发的生长周期分为生长期、退行期和休止期。在毛发的不同生长周期中，毛囊也对应着发生显著的周期性变化。

生长期的毛发粗黑，毛根的色素深，轻度卷曲，毛根部被白色透明鞘包绕。而当毛发处于休止期时，毛根部呈一头较粗的棍棒状，色素较淡，而且周围没有白色透明鞘。退行期介于二者之间。

在头发中，各个时期的毛发占比不同：生长期毛发占85%~90%，休止期毛发占10%~15%，退行期毛发占比小于1%。不同部位毛发的生长周期也各有不同。生长期越长，往往毛发长度就越长。头发的生长期为2~6年，退行期2~3周，休止期约为3个月。胡须生长期为4~14周，手臂部终毛为6~12周，腿部终毛为19~26周。正常生理情况下，头发生长速度为0.35mm/d，脱落速度为50~100根/天。头发、眉毛、耳毛、腋毛、阴毛的休止期均约为3个月，上唇毛、颏毛、手臂毛、腿毛的休止期则分别是6周、8周、18周、24周。

在毛发的生长期，毛乳头的血液供给非常丰富，以维持毛发旺盛的生长。在退行期和休止期，毛球逐步萎缩，供养毛发生长的毛细血管也减退，仅留下少许毛囊外围细状纵行的毛细血管。当毛发开始再生长，再次进入生长期时，新的毛细血管又可以长出，向毛发供应营养。

3. 毛发的功能

健康的毛发具有正常的生理功能及美学价值。

毛发对皮肤能够起到一定的保护作用。浓密的头发具有防晒、调节体温的作用。在遇水及大量出汗后，毛发、眉毛、睫毛等毛发均可发挥一定程度上的引流、防水的作用。

健康的毛发是舒适、美观、使人心情愉悦的。不同的发型彰显不同的个性，具有美学价值。头皮疾病患者或多或少会因为毛发健康问题影响到工作、学习、社交、生活质量，甚至会引发抑郁、焦虑等心理问题。所以健康的毛发和头皮具有重要的美学和社会学价值。对头皮和毛发疾病早发现、早治疗能最大程度恢复头皮及毛发正常的生理功能，有益心理健康。

问：正常人会掉头发吗？为什么每天掉50~100根还算是正常的呢？

答：正常人当然会掉头发，每天脱落不超过100根通常是基本正常的。

因为我们的毛发处于正常的新陈代谢中。进入休止期的毛发就会脱落，当毛囊再次进入生长期时，又会有新的毛发长出来。但是值得注意的是，有一些脱发，比如雄激素性秃发，可能没有明显毛发脱落，但毛发的直径会慢慢变细，显得毛发稀疏。所以，如果出现头发脱落增多或毛发稀疏等情况，都需要尽早就医，积极治疗。

问：有哪些方法来检测我的毛发是不是健康呢？

答：每天可以有意识地把自己脱落的毛发收集起来计数，看看是不是超过了100根。在医院，医生可以做拉发实验，帮助检测你的毛发是不是容易脱落。在皮肤科最常见的毛发检测工具是毛发镜，在毛发镜下可以很方便地观察到毛发直径、毛囊开口以及头皮的情况，帮助进一步诊断。此外，显微镜、电镜也是可供选择的检测仪器。如果遇到久治不愈，诊断困难的情况，医生还会根据病情，建议你切一小块皮肤，做毛发病理检查，在显微镜下观察分析造成脱发的原因。

问：有哪些常见的脱发原因？

答：毛发是我们身体中生长最为旺盛的部位之一，全身的状况很容易影响到毛发的生长。长期节食、压力过大、熬夜、休息不好、长时间生病、吃药、女性产后等均可能导致脱发。此外，如护理不当、过度清洗、长期暴晒、发型过紧、频繁烫染等也会导致脱发。当然，家族性的遗传也会影响毛发脱落、稀疏程度。常见的脱发疾病包括雄激素性秃发、休止期脱发、生理性秃发、斑秃等，常见的头皮问题是脂溢性皮炎。具体我们将在本书后文详细介绍。

撰写：姚雪妍、张建中（北京大学人民医院）
审核：方红（浙江大学医学院附属第一医院）

三、头皮的结构和生理功能

1. 头皮的结构

头皮主要是由表皮层与真皮层所构成。表皮层为头皮的最外层，自外向内分为角质层、透明层、颗粒层、棘层、基底层（图1-4）。最外层是角质层，由角质形成细胞正常的代谢产生形成角质脱落。真皮层的弹性纤维与胶原蛋白纤维能够支撑表皮层，内含丰富的皮脂腺、汗腺、神经、毛细血管。

2. 头皮的功能

◎屏障功能

头皮为特殊部位皮肤，具有重要的屏障功能，一方面保护体内各种器官和组织免受外界有害因素的损伤；另一方面防止体内水分、电解质及营养物质的丢失，维持头皮的适度水分含量及其完整性（表1-1），具体包括：

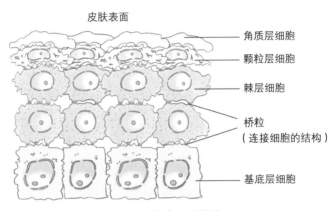

图1-4　头皮表皮层的结构

表1-1　头皮的功能及其机制

头皮功能	作用机制
屏障功能	防护物理性损害、化学性损害、微生物损害 防止营养物质丢失
吸收功能	通过角质层、毛囊皮脂腺、汗腺这三种途径进行吸收
感觉功能	皮肤内广泛分布神经末梢及感受器，以感知体内外的各种刺激
分泌和排泄功能	主要通过皮脂腺和汗腺完成
体温调节	通过自主神经系统调节皮肤血流量、竖毛肌和汗腺活动，通过躯体神经调节骨骼肌活动，维持正常体温
免疫功能	皮肤是人体抵抗外界有害物质的第一道屏障，是一个独立的免疫器官，通过非特异免疫及特异性免疫抵抗有害物质对于机体的刺激
代谢功能	皮肤参与类固醇、蛋白质、多肽、维生素D等多种物质的代谢

（1）物理性损伤的防护。

（2）化学性刺激的防护：头皮角质层是防护化学性刺激的最主要结构。正常头皮表面一般偏酸性（pH4.5~5.5），对酸性或碱性物质有一定的缓冲作用。

（3）微生物的防御作用。

（4）防止水分及营养物质丢失：角质层及其表面的皮脂膜可使通过皮肤丢失的水分大大减少。

◎吸收功能

头皮具有吸收外界物质的能力，主要通过角质层、毛囊皮脂腺和汗腺导管开口这三种途径进行吸收。

◎感觉功能

头皮的感觉分为两类。一类是单一感觉，例如触觉、痛觉、压觉、冷觉和温觉。另一类是复合感觉，例如湿、糙、硬、软、光滑等。此外头皮还有形体觉、定位觉等感觉。

◎分泌和排泄功能

头皮的分泌和排泄功能主要通过皮脂腺和汗腺完成。

· 小汗腺：分泌主要受到体内外温度、精神因素和饮食的影响。分为显性出汗和非显性出汗、精神性出汗、味觉性出汗。正常情况下小汗腺分泌的汗液无色透明，呈酸性（pH4.5~5.5）。汗液中水分占99%，固体成分仅占1%。

· 顶泌汗腺：其分泌在青春期后增强，可受情绪影响，感情冲动时其分泌和排泄增加。

· 皮脂腺：皮脂腺的分泌受各种激素的调节，其中雄激素可加快皮脂细胞的分裂，使其体积增大，皮脂合成增加。雌激素可抑制内源性雄激素产生或直接作用于皮脂腺，减少皮脂分泌。

◎体温调节、代谢、免疫功能

头皮散热主要通过热辐射、空气对流、热传导和汗液蒸发，其中汗液蒸发是环境温度过高时主要的散热方式，每蒸发1g水可带走2.43kJ的热量。

头皮中的水分主要分布于真皮内，不仅为皮肤的各种生理功能提供了重要的内环境，并且对整个机体的水分调节起到一定的作用。

皮肤是人体免疫系统的重要组成部分，皮肤免疫反应的致敏期及激发期均需要多种细胞和细胞因素的参与。皮肤的各种免疫分子和免疫细胞共同形成一个复杂的网络系统，并与体内其他免疫系统相互作用，共同维持皮肤微环境和体内机体内环境的稳定。

问：头皮相较于面部皮肤有什么特点？

答：与面部皮肤相比，头皮更薄、皮脂分泌更加旺盛。由于有头发的遮挡，头皮的清洁比面部清洁更具挑战。

头皮的厚度大约是1.476mm，脸颊上皮肤的厚度大约是1.533mm，鼻子上皮肤的厚度大约是2.040mm。也就是说，头皮比面部大部分位置的皮肤都要薄。

头皮上的皮脂腺密度大约是144~192个/cm^2，额头上的大约是52~79个/cm^2，脸颊上的大约是42~78个/cm^2。也就是说，即使是跟面部最容易出油的额头相比，头皮的皮脂腺数量也有它的2倍之多。12小时中，头皮表面分泌的皮脂量达到了288μg/cm^2，而额头的皮脂量只有144μg/cm^2。

问：为什么头皮比较敏感？

答：皮肤敏感不同于过敏，是指皮肤对于一般的物理、化学、精神等刺激具有高反应性，表现为刺痛、烧灼、疼痛、瘙痒和紧绷感等不适感觉。头皮皮肤菲薄，皮脂腺丰富，是皮肤敏感的高发部位。头皮敏感人群更易出现头皮瘙痒、头皮刺痛或头皮灼烧感等不适症状。

各种物理因素（如紫外线、风、高温、潮湿等）、化学因素（如化妆品、染发剂、烫发剂、香波、酒精饮料或辛辣食物等）、精神因素（如情绪波动或压力增加）均能诱发或加重敏感头皮的症状。

头皮屏障受损是头皮敏感的常见原因。一方面头皮屏障受损后，外来刺激物更容易渗透进入角质层，从而引起头皮炎症反应；另一方面，屏障受损导致头皮pH、抗菌肽分泌量变化，可引起头皮微生物组成成分及其活性的改变。

内因（疾病）和外因（温度、较低的湿度、表面活性剂）都会损伤屏障功能。脂质是皮肤屏障的重要部分，脂质水平有季节性差异，冬季干燥影响皮肤屏障。轻度的急性损伤可依靠皮肤自身修复得到有效改善，而严重或慢性的损伤会激发皮肤深处炎症反应的信号通路，从而导致炎性皮肤病。

皮肤表面是一个复杂的生态系统，包括真菌、细菌、病毒和寄生虫。由于激素、pH、与宿主之间的相互作用以及汗液或皮脂产生的差异，人群之间的微生物群差异很大。研究发现皮脂和痤疮丙酸杆菌在敏感头皮中含量更高。正常人皮肤表面的微生物群具有高度的多样性，而敏感头皮细菌多样性降低。头皮微生态失衡与皮肤屏障之间相互影响，这可解释为什么头皮油腻的患者，其头皮敏感发作更频繁。而抗生素、洗发、护发产品或环境因素也可能改变微生物群落的变化，进而导致头皮敏感。

问：头皮瘙痒是怎么回事？

答：瘙痒是一种令人产生不愉快感觉的疾病，让人有抓挠的欲望，令人痛苦。它是皮肤疾病和全身疾病的主要症状。瘙痒是皮肤科临床的重要症状之一，对患者的生活质量有很大的影响。可急性或慢性（持续时间超过6周）发作，也可分为全身性或局部性瘙痒。头皮是瘙痒的常见部位之一，通常与各种头皮疾病有关，如脂溢性皮炎和头皮银屑病（牛皮癣）。全身性疾病，特别是皮肌炎，头皮瘙痒有时是治疗的主要症状之一。

虽然头皮瘙痒是一个常见的问题，但具体的流行病学研究仍然有限。头皮瘙痒的发病率未见单独报道，但在其他疾病的流行病学研究中有所体现。以往文献中头皮瘙痒的患病率约为13%~45%。

头皮是一个由复杂神经解剖学组成的丰富感觉神经器官。因此头皮瘙痒的种类也各不相同，产生的原因也不尽相同。头皮瘙痒根据其伴随疾病不同，病因学分类可分为皮肤疾病、全身疾病、神经疾病和心理疾病等。头皮瘙痒的临床分类如下：

1）炎症性皮肤病：坏死性痤疮、斑秃、血管淋巴样增生伴嗜酸性粒细胞增多、特应性皮炎、中心离心性瘢痕性脱发、接触性皮炎、盘状红斑狼疮、虫咬、扁平苔藓、慢性单纯性苔藓、银屑病、红头皮病等。

2）感染性皮肤病：毛囊炎、脓疱病、头癣、疥疮等。

3）自身免疫性皮肤病：大疱性类天疱疮、疱疹样皮炎等。

4）肿瘤：皮肤白血病、皮肤淋巴瘤等。

5）神经病变：非典型性面神经炎、脑脊髓损伤、脑肿瘤、偏头痛、疱疹后神经痛、头皮感觉异常等。

6）系统性疾病：胆汁淤积性肝病、慢性肾衰竭、皮肌炎、糖尿病、药物性瘙痒（如多巴酚丁胺等药物引起）、霍奇金和非霍奇金淋巴瘤等。

7）心因性疾病：焦虑症、妄想性寄生虫病、抑郁、强迫症、精神分裂症、躯体形态和分离性障碍、触觉幻觉等。

8）不明原因的头皮瘙痒：敏感皮肤等。

头皮瘙痒的初步诊断方法包括详细的病史和体检，以明确头皮瘙痒是否由皮肤病引起或继发于其他疾病。伴有原发性皮肤损害应关注其皮肤疾病的本身原因。不伴头皮原发性皮损的情况下，要考虑继发于其他全身性疾病。建议到医院寻求专业的诊疗建议。

问：头皮瘙痒怎么办？

答：洗护方面可以选用具有抗炎作用的洗发水。治疗方案的选择应该针对病因，可使头皮瘙痒得到相应改善。

头皮瘙痒的治疗具有挑战性。由于瘙痒在大多数疾病中的病理生理学机制尚不确切，并且病因复杂，目前尚没有统一的治疗标准。治疗的原则包括去除诱发因素和病因学治疗。治疗方案的选择应该针对病因，可使头皮瘙痒得到相应改善。然而，头皮瘙痒的即时改善是治疗的第一步。通常以局部治疗为主（药物治疗如外用皮质类固醇、外用钙磷酸酶抑制剂等），对泛发和顽固的疾病可以采用局部治疗与全身治疗相结合的方法。此外，辅以其他形式的支持性治疗（如光疗、心理治疗等）可以达到更好的治疗效果。例如，头发洗涤用品使用低致敏产品、避免使用刺激性化学药品或芳香剂、避免热风吹干、尽量轻柔护理头发等。可以使用具有抗炎作用的洗发水，如酮康唑、吡硫翁锌、硫化硒、煤焦油等，可减少头皮炎症。

值得注意的是，头皮皮肤的特性会阻碍最佳疗效。毛发的存在会影响治疗药物到达头皮，同时头皮厚度会降低药物的渗透程度。从美容的角度来看，某些膏剂（如软膏和乳膏），在涂抹时可能会使头发变得凌乱，并黏附在毛干上，导致外观油腻，降低患者用药的依从性。因此，最佳药物剂型与有效成分一样重要。在提高疗效、耐受性和依从性方面，溶液、凝胶和泡沫剂是首选的剂型，在头皮区域比使用乳膏和软膏更有优势。此外，药物的规范使用，是达到治疗效果的重要因素。

撰写：吴文育、王季安（复旦大学附属华山医院）
罗颖（南方医科大学皮肤病医院）
审核：方红（浙江大学医学院附属第一医院）

四、头发与全身健康关系

1. 毛发健康与全身营养

毛发和甲、汗腺、皮脂腺同属于皮肤附属器官。毛发是从毛囊生长出来的，人类毛囊是一个复杂的微小器官，就像心、肺、肾等是人体重要器官一样。一个人一生中一般只发生一次毛囊的形成，也就是说我们出生时就有固定数量的毛囊。毛发的生长与毛囊本身的生长周期相关，一般分为生长期、退行期、休止期。不同部位的毛囊不是同步生长的，各有各的周期。头发的生长期较长，一般2~5年，退行期一般是3周，休止期一般是3个月。

头发生长受到内外环境影响，比较复杂。其中，全身营养状态对头发的生长影响重大。在严重蛋白质营养不良的状态下，如恶性营养不良，头发呈细而短、颜色暗淡，而且容易被拔出。

◎维生素

维生素A是一组脂溶性化合物，参与许多上皮结构（包括毛囊）的发育和功能维持。在小鼠脱发模型研究中，膳食中的维生素A可能影响斑秃和瘢痕性秃发的发病机制，且影响疾病的发展和严重程度。

生物素（维生素B_7）是脂肪酸合成所必需的，存在于富含维生素B的食物中，如谷物、豆类、坚果、肉类和奶制品。生物素缺乏会导致儿童黄发和脱发。

维生素D是一种脂溶性维生素，可促进肠道中钙的吸收，维持骨骼矿化，参与调节细胞生长以及神经肌肉和免疫功能。维生素D受体在调节毛囊周期和启动生长期中起着重要作用。低水平血清维生素D与几种类型的脱发相关。研究显示维生素D具有免疫调节功能，可能参与了斑秃的发病。斑秃患者的血清25-羟维生素D水平低于健康对照组，且与疾病严重程度呈负相关。

维生素E是一组脂溶性化合物，包括生育三烯醇和生育酚，主要来源包括坚果、种子和植物油。临床研究发现斑秃患者维生素E水平明显低于正常健康对照组，但维生素E在毛发生物学中的作用尚不清楚。

◎ 微量元素

人类每天需要摄入0.05~18mg的必需微量元素，其中锌和铁是在脱发患者中研究最多的微量元素。锌是体内多种酶的辅助因子，参与DNA合成、蛋白质合成、细胞分裂、免疫功能和伤口愈合。主要来源于红肉、家禽、豆类等膳食。临床研究分析显示，斑秃患者的血锌水平明显低于健康对照组。吡啶硫铜锌是去屑洗发水中常见成分，是一种外用锌的形式，可用于治疗雄激素性秃发。研究显示米诺地尔单用或者联合吡啶硫铜锌治疗雄激素性秃发效果优于单独使用吡啶硫铜锌洗发水。铁是血红蛋白和肌红素的关键成分，也是DNA合成的辅助因子，主要来源于瘦肉、海鲜、坚果等膳食。铁缺乏可能在斑秃、雄激素性秃发、休止期脱发和弥漫性脱发患者中更为普遍，特别是在女性脱发患者中。血清铁蛋白是铁结合蛋白，也是脱发研究中一个重要指标。

◎ 其他

在极端蛋白质营养不良的状态下，头发常常表现为细短、柔软、无光泽，生长期毛囊萎缩，很容易脱发。烟酸缺乏症或糙皮病可导致弥漫性脱发的出现。另外，不适当的减肥导致营养缺乏，可引起脱发量增加。

必需脂肪酸包括多不饱和-亚油酸和亚麻酸，是细胞膜的重要组成部分。必需脂肪酸介导炎症、血管收缩和血小板聚集，缺乏也会导致头发和眉毛的弥漫性脱落。

2. 毛发健康与系统性疾病

毛发和皮肤一样都是人体内环境的外显器官，许多系统性疾病也可以引起毛发改变。

◎内分泌疾病与头发健康

· 甲状腺疾病: 正常的甲状腺功能是维持毛发生长所必需的。甲亢患者的毛发发质细而脆, 会出现早白。甲减可引起斑秃, 发质也会变细变脆, 前发际线处更明显。弥漫性的渐进性脱发可能是甲减的首发症状。甲亢和甲减时, 生长期与休止期毛囊的比例下降, 这种毛发改变在经过治疗后是可逆的, 也就是可以恢复正常的。

· 甲状旁腺和多腺体功能紊乱综合征: 甲状旁腺功能减退患者中, 会出现弥漫性脱发, 表现为毛发发质粗, 稀而干燥, 容易脱落, 不规则斑状脱发, 也有的患者体毛和头发全部脱落。

· 垂体疾病: 垂体功能减退患者, 生长激素、促性腺激素、促甲状腺激素和促肾上腺皮质激素缺乏, 患者早期可表现为毛发稀疏, 头发纤细而干燥。另外垂体功能减退性侏儒症者常全身无毛, 垂体功能亢进者则可能出现多毛现象。

· 卵巢: 卵巢来源的雄激素过多可引起雄激素性秃发和多毛。多囊卵巢综合征可引起患者脱氢表雄酮和雄烯二酮水平增加, 出现雄激素性秃发的表现。原发性卵巢功能不全或卵巢发育不全者会出现阴毛和腋毛稀少, 雌激素治疗后可改善。

· 糖尿病: 糖尿病患者会出现休止期脱发。库欣综合征 (肾上腺皮质功能亢进所致) 会导致雄激素性秃发。

◎感染与头发健康

· 发热: 发热性疾病如流感、猩红热、肺炎等, 都会引起脱发。脱发常在感染性疾病发作后2~3个月发生。

· HIV: 艾滋病患者可出现休止期脱发、毛发生长期松动综合征、早老性白发、结节性脆发病、斑秃等, 一般是伴随着免疫力的进行性下降而出现的。

· 梅毒: 二期梅毒可伴有梅毒性脱发, 是梅毒螺旋体侵犯毛囊造成毛发区血供不足所致, 表现为局限性或弥漫性脱发, 呈虫蚀样, 一般发生于后枕部、侧头部。梅毒性秃发是非永久性的, 是一种休止期脱发, 及时治疗后，头发可再生。

· 其他：一些慢性感染如结核病、麻风病、慢性肝炎也会偶尔引起脱发。

◎结缔组织疾病与头发健康

盘状红斑狼疮可累及皮肤附属器，可见到毛囊角栓和瘢痕性秃发（毛囊萎缩坏死，毛囊上皮被结缔组织取代造成的永久性脱发）。系统性红斑狼疮可发生非瘢痕性弥漫性脱发。头部硬皮病可发生刀砍样皮肤萎缩和瘢痕性秃发。

◎心理疾病与头发健康

拔毛癖是一种神经精神障碍性皮肤病，以儿童居多，患者不能控制地反复拔自己的头发，导致奇形怪状的脱发。

◎伴发毛发改变的综合征

引起脱发的综合征：毛发–鼻–指综合征、Moynahan综合征、Graham-Little综合征等。

◎其他

铅、铊、铋等重金属中毒，硒、硫、醚中毒，过量维生素A等均可导致生长期脱发。

问：头发的好坏能直接反映身体健康状况吗？

答：可以直接反映身体健康状况。

一般来说，健康的头发质地光滑，有光泽，发梢整齐而尖细。健康的头发是健康身体的标志，也就是说头发状态也是身体健康状态的外显。

营养对毛发的影响是在营养不良和营养缺乏的背景下研究的。全身营养状态不佳，比如维生素和微量元素的缺乏都会损害毛发健康，发生各种类型脱发。毛发生长的主要调节激素有甲状腺激素、性激素及糖皮质激素，所以内分泌疾病会导致毛发疾病。其他一些疾病，如感染、结缔组织疾病等都会影响毛发健康。所以，均衡的营养和健康的身体才会拥有一头健康的秀发。

问：过多摄入某些营养素有利于头发健康吗？

答：这个答案显然是否定的。

人体需要的各种营养素都是有一定需求量的，并不是多多益善。同样保持头发的健康也是一样，并不是对头发生长有益的营养素摄入越多，头发越健康。比如维生素A，包括视黄醇、视黄醛、维甲酸和β-胡萝卜素。缺乏维生素A会导致脱发，过多的维生素A摄入也会导致脱发。目前也缺乏营养补充剂对头发健康有积极影响的支持证据。

问：头发干枯毛燥咋办？

答：干枯的发质除了和头发护理不当有关，也是身体释放的亚健康信号。

头发就是毛发的毛干部分，是毛发的可见部分，由角化细胞组成。毛干从结构上分为毛小皮、毛皮质及毛髓质三层。毛小皮是头发最外层，是头发的保护层，能阻挡外界轻微的理化因素对毛皮质的损伤。健康的毛小皮是光滑平整的，还可以反射外界的光线。但是不正确洗头方式，还有频繁地烫染头发，都会伤害毛小皮，使得头发失去保护层，很容易变得干枯毛燥。

头发的含水量大概是15%。当身体缺水，尤其在秋冬季节，皮脂分泌也会变少，头发也会变得干枯。还有当身体营养不良，缺少维生素A和蛋白质等时，同样也会出现头发干枯的情况。头皮油脂分泌不足也是导致头发干枯毛燥的原因，这也提示身体缺少营养元素了。

我们可以适当补充一些维生素A和B族维生素，多吃一点鱼类。用滋润的洗发水和护发素来洗护头发，还可以抹一些护发油来改善发质，尽可能少染烫头发，保持毛发润泽。

撰写：丁琦、范卫新［南京医科大学第一附属医院（江苏省人民医院）］

审核：方红（浙江大学医学院附属第一医院）

五、生理性脱发

　　脱发是指头发脱落的现象。随着社会经济的发展，人们工作压力越来越大，生活节奏也越来越快，脱发的现象已越来越多。而且脱发还呈现年轻化趋势，形成一个抹之不去的困扰。

　　脱发一般可分为生理性脱发与病理性脱发。那么何为生理性脱发呢？为了真正理解生理性脱发，我们首先要了解一下毛发的正常生理过程。毛发具有周期性生长的特点（图1-5），头发也是体表毛发的一种，当然也要遵循周期性生长这个自然规律。毛发的生长周期分为生长期、退行期以及休止期。

　　·生长期：处于生长期的头发每日可生长0.27~0.40mm，正常毛发的生长期约为2~8年，在此期间毛发处于连续的生长状态。头皮约80%以上的毛囊处于生长期状态。生长期的头发一般不会自行脱落，但经过相当长的持续生长以后，毛囊开始逐渐衰落，然后进入退行期。

　　·退行期：也称衰退期，一般为4~6周，头皮退行期毛发占1%左右。当毛

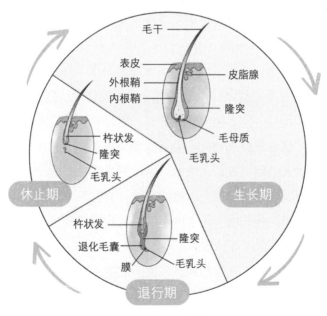

图1-5　毛发生长周期示意图

囊进入退行期，毛囊生发部分的毛球就开始萎缩，因此退行期头发生长速度减缓直至停止生长。这个时期的毛发就会变得很松动，与生长期相比，毛发易于脱落。

· 休止期：也称为休眠期，头皮休止期毛发约占14%，持续2～3个月。休止期的毛囊，毛球部完全萎缩，头发已经完全停止生长，而且发根位置很浅，毛发非常容易脱落。然后等待新的毛囊周期开始，毛囊重新进入生长期，进行下一周期的毛发生长。

在人的一生中，头发不断地经历生长期、退行期、休止期、重新进入生长期这种周期性的循环过程，中间必然伴随着毛发脱落与毛发的再生，处于一种动态平衡。维持着正常头发的数量，这个过程中必然会出现脱发，这种脱发也称之为生理性脱发，属于正常的脱发，因此生理性脱发其实并不需要担心。生理性的脱发不可避免，但不太容易出现明显的头发减少现象。而病理性脱发是指头发异常或过度的脱落。其原因很多，如精神压力过大、内分泌异常、机体营养不良或新陈代谢异常、接触放射性物质、病原体的感染、自身免疫性疾病或免疫缺陷性疾病等等。由于是病理因素导致，所以毛发的生长与脱落必然处于不平衡过程，头发会明显减少。

那么如何用简单的方法来区分病理性脱发与生理性脱发呢？一般来说，正常人每天可以脱落头发20～50根（参考值），有人可以多于这个数，也有人可以少于这个数。一般认为，正常成人每天头发脱落只要不超过70~100根就是正常现象，属于生理性脱发。反之，如果平均每天头发脱落达到100根以上，就属于头发的过度或异常脱落，称之为病理性脱发。但是判断是不是属于生理性脱发或者病理性脱发不能仅仅凭每天的毛发脱落数量。脱发多于这个数不一定是不正常的，少于这个数也未必就一定是正常的，判断脱发是否是病理性还是生理性，我们还需要同时观察头发外观与留存数量的变化。有些患者，头发在一天内掉落的数量可能没有这么多，但是他（她）的头发脱落后就不长了，那么他（她）就是属于病理性脱发，而不是生理性脱发。

生理性脱发指的是每天正常的新陈代谢引起的头发新旧更替情况，每天都在掉发也在生发，整体数量保持动态平衡。生理性脱发主要包括以下几种，如：季节性脱发、自然脱发、婴儿脱发、产后脱发，老年性脱发。生理性脱发一般不需要治疗。

1. 自然脱发

每个人的头发实际上每天都会有脱落，所以梳头时，洗头时以及枕头上都可以看到脱落的头发。如果我们有心记录每日头发脱落的数量，每天脱发量在100根以内的，那么基本上可以判断是生理性脱发了。这种因每日头发更新而出现的脱发为自然现象。头发呈周期性生长经历生长期、退行期、休止期等周期性的生长与衰老循环，自然生理性的落发其实每天都在发生。

2. 婴儿脱发

婴儿在出生后数周中，会出现胎毛脱落过程，数月后头发密度又可复原，属于正常现象。出生不久的婴儿头发密度在不同人之间差别较大。

3. 产后脱发

产后脱发是一种弥漫性头发脱落，可在分娩后2~5个月开始，可能跟体内的激素水平发生变化相关。产后生理性脱发平均每日头发脱落在100根以内，平均每日头发脱落达到100根以上的则为产后休止期脱发。产后脱发的治疗方法包括补充甲状腺激素，外用黄体酮和雌二醇，和口服避孕药等。这种类型的脱发也可不治疗，进行健康教育、精神安抚等以减少焦虑。

4. 老年性脱发

随着人体的衰老，皮肤会出现老化的过程。头发属于皮肤的附属器，正常的老化过程也是无法避免的。就如同人们追求长生不老极不现实一样，幻想美丽的头发永远保存也是非常不理智的。接近老年以后，毛囊根部的血管系统和生发细胞功能代谢均会出现一定程度的衰退。处于生长期的毛发逐渐减少，而休止期的毛发逐渐增多，最终表现为头发逐渐稀疏。正常中老年人都会有毛发逐渐变稀的现象，且男性比女性多。

问： 脱发是否与营养及睡眠有关，减肥会造成脱发吗？

答： 脱发的原因有很多，营养、精神紧张或突然的精神刺激都可造成脱发增加。某些微量元素的缺乏可以导致脱发增加，如缺锌、铁等微量元素。

平时经常处于精神紧张状态的人也是脱发的高危人群，目前IT企业的发展，996工作状态的普及导致近年来年轻人脱发情况明显加重。睡眠不足也会严重影响皮肤及毛发的正常新陈代谢，晚上10时到凌晨2时之间这一段时间睡眠质量与毛发的正常新陈代谢密切相关。

减肥过程中涉及到饮食的控制，会造成毛发代谢相关的能量供应与营养素摄入突然改变，出现不适应，会造成休止期脱发。

问： 染发、烫发和吹风等对头发都会造成一定的损害？

答： 染发液、烫发液对头发是有一定影响的，使用频率太高会使头发失去弹性与光泽。

电吹风温度过高也会造成毛发的损害，影响毛发的生长，造成脱发。甚至空调的暖湿风和冷风都可以成为脱发和白发的原因。物理化学环境的不正当暴露都是对毛发有损害的，因此建议染发、烫发与吹风不能过于频繁，夏季更要避免日光的暴晒。

问： 频繁洗头是否会将头发洗光？

答： 洗头的频率，夏季控制在每周3至7次，冬季最好是每周1至3次。水温不宜超过40℃，更不要用强碱性洗发剂，因脱脂性脱水性强，极易导致头发干枯、头皮损伤。建议选用对头皮和头发无刺激性的酸性天然洗发剂。

问： 体育锻炼是否会加重脱发？

答： 适当的体育锻炼不会加重脱发。

保持心理健康，保持适当的运动量，头发会更有光泽。但过于剧烈的体育运动，比如过度体能训练、增肌训练等是可能进一步加重原有的脱发情况的。

撰写：吴贤杰、吕中法（浙江大学医学院附属第二医院）
审核：方红（浙江大学医学院附属第一医院）

六、头发的护理和保健

1. 发质的不同类型

就像皮肤有不同的肤质，头发也分不同的发质。发质指外观上所见到头发表面的油性情况，通常可分为干性头发、油性头发、中性头发和混合性头发。不同类型头发的发质及头皮特点见表1-2。

表1-2 不同类型发质的特点

分类	干性头发	油性头发	中性头发	混合性头发
头发	枯燥、无光泽、易缠绕、打结、或开叉	油性头发，发根油垢	发丝亮泽、柔软	发根多油，发梢干燥
头皮	头皮干燥、多皮屑	头皮如厚鳞片，容易瘙痒	头皮健康	头皮油腻、多头屑

干性头发缺乏皮脂或水分，通常较为粗糙僵硬、无光泽、容易缠绕和打结，头皮干燥且容易发生头皮屑。干性头发在浸湿的情况下难于梳理，有时还会出现发梢开叉、弹性下降，且弹性伸展长度往往小于25%。绝大多数人的干发是由于过多的日晒和干燥风的吹拂引起的。其他的生理、病理因素或人为因素也可导致干性头发。遗传性干发比较少见，只有5%的人生来就是干性头发。

油性头发是皮脂分泌过多所致，表现为头发油腻发光，洗发过翌日，发根易出现油垢，头皮屑如厚鳞片般积聚在发根，头皮容易出现瘙痒。发干直径较细。头发细而皮脂腺粗大。中青年性激素水平较高，皮脂腺功能活跃，容易出现油性头发。遗传、精神压力大以及经常进食高脂食物也可能与之有关。

中性头发不油腻，也不干燥，是最理想的健康的头发类型。一般表现为发干亮泽、柔软，皮脂与水分保持平衡，密度和质地适中，润泽光滑，富有弹性。

混合性头发，其发根多油、越往发梢越干燥的混合状态的头发。处于行经期的妇女和青春期的少年多为混合型头发，此时头皮处于最佳状态，而体内的激素水平又不稳定，于是出现多油和干燥并存的现象。此外，过度的烫发或染发、不当的护理，也会造成发干干燥，但头皮仍油腻的发质，且常伴有较多头皮屑。

要判断自己属于什么发质，通常我们可以通过在洗头的次日观察头发状态来初步判断。油光发亮、手感油腻的属于油性头发。看上去暗淡无光、发干卷曲发梢分叉、头发僵硬无弹性多属干性头发。如果头发干燥，而面中部躯干中轴部位油腻、脱屑，则属于混合性头发。

2. 头发洗护的主要成分、类型和作用

洗护发产品成分通常由10~30种组成，这些成分包括但不限于以下4大类：清洁剂或表面活性剂；添加剂；护发素；特殊功效成分（图1-6）。

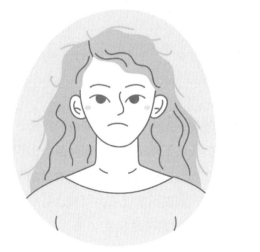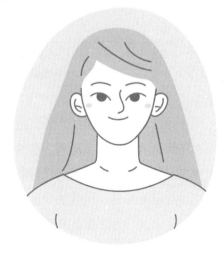

前　　　　图1-6　头发护理前后的比较　　　　后

◎表面活性剂

洗发水的首要功能是洗净头发，即洗去油脂和灰尘，因此表面活性剂成了洗发水必不可少的成分。表面活性剂发挥作用的方式主要是削弱杂质和残留物对头发的物理化学吸附力，达到溶解杂质、阻止其吸附在发干或头皮上的效果。

表面活性剂有以下几种：（1）阴离子表面活性剂，如月桂醇硫酸酯钠、月桂醇聚醚硫酸酯钠等，清洁作用较强。（2）两性表面活性剂，如两性乙酸钠、酰胺基甜菜碱等，较阴离子表面活性剂更温和，清洁力中等。（3）非离子表面活性剂，如脂肪醇、硬脂醇等，作用更加温和。（4）氨基酸表面活性剂，如椰油酰甘氨酸钾等，名字中会有氨基或者氨酸的字样，作用最为温和。

◎添加剂

洗发水中除了清洁所需的表面活性剂，各种具有修饰作用的添加剂也必不可少。添加剂可增加表面活性剂的去污力和泡沫的稳定性，进一步改善洗发水的洗涤功能。

椰子酰胺和椰油酰胺丙基甜菜碱等成分能够带来丰富泡沫，使整个洗发的体验过程更加舒适。而实际上泡沫主要是基于使用感和审美上的需要，并非洗发必需。

有机酸也经常被加入洗发水中用以调节pH。柠檬酸是最常见的有机酸，具有加快角质更新、促进死亡细胞及角质成分剥离的作用，又被称为洗发水中的"亮发因子"。

此外，香精、色素的添加，可以使洗发护发用品具有更好的外观和感观，给人们带来更好的洗发和护发体验。

◎护发成分

护发成分的添加能够提高头发的可梳理性，提高头发光泽度，增加头发柔软度，避免或减少毛燥和摩擦力，减少静电，起到保护头发的作用。主要护发成分多指阳离子表面活性剂、聚合物和多肽（动、植物来源的水解角蛋白），与硅油、植物油、矿物油等按照一定比例混合。

阳离子表面活性剂带有正电的亲水性末端，主要起乳化油状物质、吸引头发表皮蛋白中的阴离子产生抗静电和抑菌作用。典型的阳离子表面活性剂是三甲基烷基氯化铵、苯扎氯铵、烷基吡啶离子的氯化物或溴化物。它们能够中和头发表面的负电，尽可能减少毛燥。阳离子表面活性剂通常用作洗发水柔顺剂。

聚合物中使用最广泛的是硅酮，它是由石英晶体产生的聚合物。洗发用的硅油是由多种含硅化合物混合而成的，最常用的是二甲硅油、甲硅烷氧基硅酸盐等。在洗发过程中，悬浮于洗发水中的乳化硅油接触到头发表面后，会吸附于发质表面，填补毛发鳞片缺损，从而形成保护层。二甲硅油具有保护发干、减少摩擦的作用，而甲硅烷氧基硅酸盐可以使头发丰盈，还有一些硅酮可以通过光的反射来增强头发的光泽。但是硅油无法溶于水，过度使用含硅油的洗发水会使其沉积在头发表面与毛囊处，影响头发正常的新陈代谢。

多肽和蛋白质也是重要的护发因子，蛋白水解物可以保护头发抵御化学性和环境性损害，特别是低分子量蛋白水解物。多种动植物蛋白水解物已经用于头发和个人护理。蛋白水解物通常由动物含有角蛋白的部位制备而成，例如羽毛、角、蹄子、毛发和羊毛等。角蛋白具有抗机械性的特点，有助于保持头发强韧。

增脂剂，即油类，可改善头发营养状况，使头发光亮，易梳理。常用的有矿物油、椰子油、葵花子油、橄榄油、羊毛脂等。这些油可以渗透到头发中并减少水分的吸收，从而减少水分膨胀对头发的损害。适度使用油类可以增强发干的润滑性并有利于减少断发的发生。

◎特殊功效成分

对于某些头皮疾病（如脂溢性皮炎、银屑病等），一些医学洗护产品中可能会添加二硫化硒、酮康唑、吡硫翁锌、水杨酸等治疗成分。对于头皮敏感的人群，可添加红没药醇、甘草酸二钾等舒缓抗敏类成分。

问：洗发水买"含硅油"还是"无硅油"好？

答：需要根据需求，选择适合的洗发水。

在回答这个问题之前，我们先了解一下硅油的作用。它在洗发水里面属于护发成分，最主要的作用是吸附于毛发表面形成保护层，使头发光滑，柔软，易于梳理。但是，硅油无法溶于水，过度使用含硅油的洗发水会使其沉积在头发表面与毛囊处，使头发外观扁塌。因此，近年来许多洗发产品厂商都推出了"无硅油"洗发水，并进行铺天盖地的广告宣传。

其实，无硅油洗发水难以完全代替硅油洗发水。因为硅油在洗发水中可以降低用于清洁的表面活性剂的刺激，它带来的头发柔顺效果是任何其他油脂无法完美替代的。而无硅油洗发水通常在洗完头发后手感很差，感到干涩。因此，如果选用无硅油洗发水，还应该搭配选用低刺激性的表面活性剂，比如氨基酸洗发水。而市场上有一些无硅油洗发水采用了与有硅油洗发水相同或类似的表面活性剂，那么其实这种无硅油洗发水少了硅油的保护，反而可能对头皮有更大的刺激性。

因此，在"含硅油"和"无硅油"洗发水的选择中，最重要的还是要看自己的需求，选择适合的洗发水。长发且发质干的人建议选择硅油洗发水。如果担心硅油在头皮沉积，可以选择无硅油洗发水，清洁完后使用硅油护发素。发量较少、发质细软且容易出油的人，建议使用无硅油的氨基酸洗发水，在刺激性较弱的同时可以保持头发的蓬松干燥。

问：洗发水和护发素需要抹在头皮上吗？

答：洗发水可以抹在头皮上，而护发素不可以。

洗发水的主要作用是清洁，清洁的对象不只是头发，当然还包括头皮。洗发时，应该先将洗发液倒在掌心，再加一些水，轻轻揉搓，使之逐渐产生丰富的泡沫，然后再将这些泡沫均匀涂抹在头发上。清洗头皮时，应该用指腹部分以画圈的方式轻柔头皮，切勿用指甲抓挠头皮，可以在避免伤害头皮的同时起到局部按摩、促进血液循环的作用。最后再用大量清水将洗发液完全冲洗干净。

护发素的主要作用是为了保护头发，使头发光滑、柔软、易于梳理。其中重要的成分就是前文提到的"硅油"，这类成分容易残留在头皮处，沉积在发根和毛囊处，影响头发正常的新陈代谢。残留的护发素还容易引起头皮处的脂肪粒，影响头皮健康。正确的使用方法是取适量的护发素倒于掌心，从发根开始涂抹，沿着发干涂抹至发梢，尽量涂抹均匀。涂抹完毕之后停留1~2分钟，再用清水冲洗，直到黏稠感消失为止。

问：到底多久洗一次头发合适？

答：因人而异。洗发的次数因人而异，根据发质、季节及活动空间的不同，一周需要洗头3~7次不等。

油性头发的人，由于头皮油脂分泌比较旺盛，头发易显油腻黏着，建议每天或隔天洗发一次。油脂在头发上长期残留，若得不到及时清洗，极易沾上尘埃，头发表面就会凹凸不平，不仅看上去暗淡无光，而且在行动和梳头发时会直接增加头发间的摩擦阻力，导致头发发质受损，头发开叉甚至断裂。遵循正确的洗发频率，洗发不仅能清除头发上的尘埃、污垢和油脂，还能有效减少头发开叉断裂的情况，使头发健康，看起来有光泽。同时，这也是保持头发健康并有效控制头屑产生的最有效方法。

中性或干性的头发，建议一周清洁3~5次。在夏天气温升高或对经常在户外运动的人而言，头发很容易受到强烈紫外线和空气中粉尘的影响，每天洗头就成为避免发质受损、保持清爽形象所不可或缺的步骤了。

问：经常理发是不是能让头发长得更多更快？

答：经常理发不会使头发长得更快。尽管人们普遍认为经常剪头发会使头发长得更快。其实头发修剪的频率对头发生长速度没有影响。

头发的正常生长受基因的控制，不但控制着开始生长的时间、生长速度，也控制着头发的颜色及"寿命"等。头发的生长速度与年龄、性别、季节、身体健康状况等都有关系。

头发是毛发中生长最快的，平均每天可生长0.27~0.4mm，平均约每月生长1cm，但不可能无限制的生长。一般而言，一根头发大约可以生长2~7年，以后逐渐生长停止并开始脱落，而与此同时往往有新的头发长出。

就年龄而言，一般来说，年轻人的头发生长速度是最快的，而到了老年则因为整个身体机能的下降而相对较慢。在季节方面，一般来说，夏季毛发生长速度加快，可能与夏季气温较高、人体新陈代谢速度加快有关；同理，冬季毛发生长速度减慢。健康人的头发生长速度较快，而患有较严重疾病的人头发生长速度则往往减慢，甚至出现毛发生长停滞、脱发等状况。另外，男性和女性的毛发生长速度其实也不同。一般而言，对于全身毛发生长速度来说，男性要快于女性；就头发而言，女性的生长速度要快于男性。男女毛发生长速度不同很可能也是受到基因的调控，与性激素分泌状况有关。

问：一洗头就掉头发，还能经常洗头吗？

答：可以经常洗头。

其实洗发与掉头发之间并没有直接关联。掉头发，也就是脱发，有生理性及病理性之分。生理性脱发是指头发正常自然的脱落。每个人的头发实际上每天都有脱有生，这是正常的新陈代谢过程。如果每天脱发在80~100根，基本上可以说是正常现象。人们通常在洗发时比较容易观察到或注意到自己头发的脱落，而实际上，在吃饭、睡觉、行走等日常生活中，同样存在头发的生理性脱落。生理性的脱发与是否洗头并没有关系。病理性脱发是指头发异常或过度的脱落，其原因很多，但都与洗发行为本身没有关系。

此外，如果过多地使用一些劣质或碱性强的洗发用品、经常烫发和电吹风使用不当，也常致头发发干干燥、弹性减低、引起头发断裂。很多人误将梳理落下的断发等同于脱发，实际上在这种情况下应该考虑换用其他适合的洗发用品，而不是通过不洗头来"因噎废食"。

问：电吹风会让头发变黄变枯？

答：不适当使用电吹风对于头发有较大的伤害，最好少用。

电吹风的高温和较大的风速，在带走多余水分的同时容易使头发过度风干，从而造成头发的干枯发黄。正确的干发方法应该是先用毛巾吸掉头发上多余的水分，可将毛巾放在头发上轻揉或轻拍，但是不要用力揉搓。然后，等待头发自然晾干或借助于梳子使其干得更快。如果有特殊原因必须用电吹风，建议将温度调低、风力调弱，同时尽量和头部保持一定距离，吹风机做小幅度摆动，避免长时间在同一个地方吹。另外，在使用电吹风时可以同时用另一只手翻动头发，这样头发干得更快。

撰写：赵俊、杨勤萍（复旦大学附属华山医院）

审核：范卫新［南京医科大学第一附属医院（江苏省人民医院）］

七、烫发和染发

爱美之心人皆有之，烫发与染发是爱美人士改善自我形象的普遍选择，也是彰显个性及修饰外形的重要方式。但看似普普通通的烫发与染发操作，确有着不可小觑的学问。每当做烫发、染发时，您或许有过这样的疑问：烫发和染发的原理是什么？是否安全？是否会损伤我们的头发还有头皮？烫发和染发后应该怎样护理？君之所切，亦吾之所念。来吧，朋友，让我们通过以下几个板块了解烫发与染发的奥秘。

1. 头发的基本结构

首先我们有必要简单了解下头发的结构。

头发由外向内依次可分为三层，毛小皮（Hair cuticle）、毛皮质（Hair cortex）、毛髓质（Hair medulla）（图1-7）。

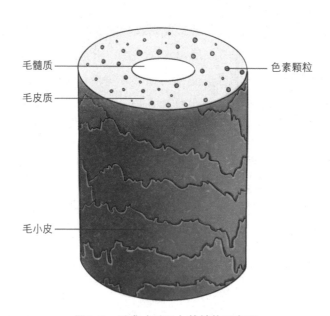

图1-7　毛发（毛干）的结构示意图

毛小皮是头发表面的保护层，由多层毛鳞片屋瓦状重叠而成，毛鳞片之间有一层薄而完整的脂质层，主要含脂肪酸18-甲基二十烷酸（Methyl eicosanoic acid，MEA），对维护毛发表面的健康和完整性起着至关重要的作用。18-MEA与毛鳞片蛋白共价结合，与毛发良好的质地、排列、外形和保护作用有关，使毛发表面更加滋润和顺滑，并有助于毛发纤维呈现细腻光泽。

毛皮质是头发的主要组成部分。螺旋角蛋白纤维是毛皮质的基本构成单位，螺旋角蛋白纤维聚集形成微纤维束，微纤维束进一步聚集形成巨纤维束，无数巨纤维束以及纤维束之间的细胞膜复合体组装成一根头发的毛皮质。因螺旋角蛋白纤维有着犹如麻花状的扭扭绕绕的基本结构，赋予了头发一定的弹性张力和韧性。另外，毛皮质含有丰富色素颗粒，色素颗粒又可分为优黑素和褐黑素，毛皮质区褐黑素与优黑素的比例决定我们头发的自然颜色。

毛髓质由退化残留的上皮细胞组成，是一中空组织，不规则且不连续的游离在毛干的中心，髓质较多的毛发会比较硬，反之会相对较软。

2. 烫染的原理

◎烫发的基本原理

烫发是一种美发方法，分为物理烫发和化学烫发。火烫、电烫等物理烫发方式可短期保持直发变卷或卷发变直效果。热烫、冷烫等化学烫发方式可使烫发效果长期保持下来。目前用得最多的是化学烫发，是人们首选的烫发方式。头发由蛋白质构成，其中角蛋白占85%。烫发是基于蛋白质的变性原理，将头发蛋白质中二硫键和氢拆分并重组，从而达到烫发的美发效果。

烫发的一般流程分为两个阶段。第一阶段，首先涂抹化学软化药水（还原剂，一种含巯基的化合物），这时头发蛋白质中的多肽链充分伸展，肽链之间的二硫键被破坏，从而使头发软化，易于弯曲变形。第二阶段，外涂氧化固定剂，用不同的发夹将头发盘卷成一定形状，并通过加热、冲洗、冷却、晾干等过程重塑二硫键并使之稳定，达到烫发造型效果。

◎染发的基本原理

染发是通过染发剂改变头发颜色的美发方式。年轻人染发主要是为了配合服饰及妆容来展示个性，而白发多的人们主要是为了遮盖白发不得不频繁染发。染发剂按其对头发着色时间的长短可分为永久性染发剂（氧化型）和暂时性染发剂（非氧化型）。

氧化型染发剂染发维持时间较长，可维持1~3个月，是目前最常用、最重要的一类染发剂。氧化型染发剂多为市面上常见的AB剂型。A剂的有效成分为染料中间体、偶联剂。B剂的有效成分为双氧水。作用原理是中间体与偶联剂以小分子的形态渗入到头发内部，在碱和双氧水的作用下，发生一系列氧化聚合反应，形成大分子染料使头发上色。这种形成的大分子染料很难从头发里渗出，因此能保存相对长的一段时间。永久性染发剂到达深度最深，可长时间保留在头发上，头皮及头发更容易受到氧化损伤。染发时使用深色染料（例如黑色和深棕色）会加剧损害，因为深色需要更高浓度的中间体。一般来说染发剂作用于头发的毛小皮层和毛皮质层，渗透越深固色越稳，但不需要染到毛髓质层。

非氧化型染发剂只作用在头发表面的毛小皮层，不能通过毛小皮进入发干，因此不损伤头发基础结构，只能在头发表面覆盖，遮住头发本身的颜色。但维持时间短，大约可维持1周左右，一经洗发就会渐渐褪色，只能起临时性修饰作用。非氧化型染发剂主要是将分子量大的染料（比如食用色素柠檬黄、日落黄、荧光绿、玫瑰红等）制成喷雾、发蜡等。非氧化型染发剂很少损伤头发，也不易透过头皮，安全性较高。

3. 烫染对头发头皮的影响

烫染过程中发生的物理性（过度牵引、热处理）或化学性（酸、碱、氧化还原剂等）刺激均可导致头发不同程度的损伤，可以使头发干枯、毛燥、断裂甚至脱发。另外，烫染对头皮的损害也不能忽略。

◎头发热损伤

吹风机、电夹板、热发梳等过热美发工具的频繁使用可导致头发的热损伤。过热处理首先会导致头发表面的毛鳞片的损伤，严重时毛鳞片会脱落。过热处理也会导致毛鳞片与毛鳞片之间以及头发内部出现空泡或空腔等变化，头发在这些区域非常脆弱，更容易发生折断。

◎头发化学损伤

烫染剂可导致头发的化学损伤。烫染过程中会使用到一些氧化剂和还原剂，它们都是一些酸性或碱性的化学制品，会导致头发不同程度的损伤。这些化学物质使用时间过长、过频或浓度过高，首先会损伤头发表面的毛鳞片，导致毛鳞片翘起、破裂甚至剥脱等不同程度的损伤。随着毛小皮的损伤加重，内层的毛皮质可以直接外露于表面，使头发内部结构处于无保护状态，这会使头发变得更加干燥、脆弱、毛燥而难以打理。

◎头发自然老化

随着人体老化，毛囊也会逐渐发生衰老，生发细胞所生产出的头发的质和量也逐渐衰退。随着老化，头发面对相同的烫染等损伤因素，抵御能力会明显下降，更容易发生损伤。

◎头皮损伤

烫染剂在头皮上停留时间过长，会对头皮产生不良刺激和过敏，出现头皮瘙痒、灼热、发红、水肿、渗出或结痂。烫染剂中的亚甲二醇或乙醛酸是甲醛的释放剂，经过热处理会释放甲醛。甲醛会引起眼睛刺激、皮肤过敏以及呼吸道刺激。也有研究表明，甲醛可导致动物癌症，对人也有致癌的可能性。染发剂中含有氨水、对苯二胺、氨基酚类和硝基苯、苯胺等化学物质，这些化学物质通过皮肤接触、渗透，会对头皮造成一定程度损害，引起头皮局部不良刺激和过敏。

4. 烫染损伤的防护

如何降低烫染发对头发、头皮的损伤，烫染前后应该做哪些准备和防护呢？

第一，需购买正规、合格的烫染产品。烫染前有必要了解相关产品详细说明书，皮肤敏感人群尤其要谨慎，可以先少量涂抹在手臂内侧72小时，观察是否过敏。

第二，烫染前头皮如有损伤，或头皮有脂溢性皮炎、毛囊炎等疾病需暂缓烫染。另外妊娠、哺乳期女性不建议烫染。烫染可能会加重脱发，因此脱发严重者不宜烫染。

第三，应尽量避免烫染剂与皮肤的直接接触，尤其是染发剂。可以选择佩戴手套、耳套等，额头、耳后、脖子等头发发际线周围皮肤可以先行涂抹凡士林、身体乳，增加局部皮肤的隔离保护效果。头皮分泌的油脂是天然的保护层，染发前最好不洗头，可降低染发对头皮的损伤。

第四，严格控制烫染时间，烫染剂停留时间过长，会加重对头发、头皮的损伤。

第五，避免频繁烫染，并建议使用护发素和精油，以减少毛干的毛小皮损伤和发梳对已经受损头发的摩擦。研究表明，定期使用椰子油、矿物油、葵花子油、橄榄油、坚果油或古朴阿苏果油等精油，可以预防原发和继发的毛干损伤。椰子油用于护发素时，对未受损的毛发以及过热处理、化学处理和紫外线照射的毛发均具有保护作用。另外头巾和帽子对头发有保护作用，可以防止日光照射等环境损害。另有一些防晒产品可用于头发。如果长时间暴露于日光下，这些产品都会有所帮助。经化学物质处理后的头发，尤其是漂白和烫发后的头发，需要防晒，以防止进一步受损。

问：烫染一起做和分开做，对效果和损伤有什么影响？

答：烫染不建议同时进行，建议先烫发，经一段时间间隔后再染发。

烫染过程本身对头发及头皮均有损伤，如同时进行会对头发及头皮产生双重损伤。并且，烫染过程产生的过热或化学物质均可以损伤头发中色素颗粒，较高浓度的过氧化氢甚至可以漂白黑素。因此，为了自己的头发着想，一定要将烫发、染发分开进行。另外，无论是烫发还是染发后，都建议使用护发素及精油。

问：烫染之后头发干枯毛燥该怎么护理？

答：烫染之后需要配合护发素与精油对毛发进行护理，同时注意防晒。

频繁烫染会损伤头发表面的毛鳞片，导致毛鳞片翘起、破裂甚至剥脱等不同程度的损伤。随着毛小皮的损伤加重，内侧的毛皮质可以直接外露于表面，使头发内部结构处于无保护状态，这会使头发变得更加干燥、脆弱、毛燥而难以打理。

头发带负电荷，而护发素内含阳离子表面活性剂，可以吸附在头发上，形成膜状保护膜，降低头发之间摩擦产生静电的机会，使头发更加柔顺。定期使用椰子油、矿物油、葵花子油、橄榄油、坚果油或古朴阿苏果油等精油，可以预防原发和继发的毛干损伤。另外，头巾和帽子对头发有保护作用，可以预防日光损伤。烫染过程中经化学物质处理后的头发，尤其是漂白后的头发，需要防晒，以防止进一步受损。

问：烫染次数多了会引起脱发吗？

答：有可能。

频繁烫染会使头发变得干燥、毛燥，逐渐使头发变脆而分叉易断，局部可以出现美容性脱发（Cosmetic alopecia）。如您本身有脱发，频繁烫染可能会加重脱发，因此脱发严重者不宜烫染。另外，频繁烫染带来的物理性（过度牵引、热处理）或化学性（酸、碱、氧化还原剂等）刺激，也可以直接导致头皮局部损伤，严重时也可以引起局部头皮纤维化，引起瘢痕性脱发。

问：染发致癌有科学依据吗？

答：染发致癌的科学论文报告越来越多，有必要引起我们的警惕。但目前为止，相应动物及人群研究致癌证据尚不充分，存在一定的局限性。

英国医学期刊BMJ2020年的报道显示，未发现个人使用永久性染发剂与大多数癌症风险和癌症相关死亡率之间存在正相关性，但可能使基底细胞癌、乳腺癌（雌激素受体阴性、孕激素受体阴性、激素受体阴性）和卵巢癌的患病风险增加。致癌物分为4个等级，烟草、酒精、黄曲霉素致癌风险最高，染发剂与咖啡因同为3级致癌物。对于想染发但担心致癌风险的人士，需要提高警惕，但无须过分担忧。

撰写：皮龙泉、霍平平（延边大学附属医院）

审核：范卫新［南京医科大学第一附属医院（江苏省人民医院）］

参考文献

[1] 赵辨. 中国临床皮肤病学[M]. 南京: 江苏科学技术出版社, 2010.

[2] RICHARD B.ODOM W D J, TIMOTHY G.BERGER. 安德鲁斯临床皮肤病学[M]. 北京: 科学出版社, 2004.

[3] 陈军生，许德清，范瑞强. 毛发学[M]. 北京: 北京科学技术出版社, 2004.

[4] CHANG B S, HONG W S, LEE E, et al. Ultramicroscopic observations on morphological changes in hair during 25 years of weathering[J]. Forensic Sci Int, 2005, 151(2-3): 193-200.

[5] CAO J, WIJAYA R, LEROY F. Unzipping the cuticle of the human hair shaft to obtain micron/nano keratin filaments[J]. Biopolymers, 2006, 83(6): 614-618.

[6] RAKOWSKA A. Trichoscopy (hair and scalp videodermoscopy) in the healthy female. Method standardization and norms for measurable parameters[J]. J Dermatol Case Rep, 2009, 3(1): 14-19.

[7] RUKWIED R.[Physiology of the scalp][J]. Der Hautarzt; Zeitschrift fur Dermatologie, Venerologie, und verwandte Gebiete, 2017, 68(6): 431-436.

[8] MITEVA M, TOSTI A. Hair and scalp dermatoscopy[J]. Journal of the American Academy of Dermatology, 2012, 67(5): 1040-1048.

[9] LUTHER N, DARVIN M E, STERRY W, et al. Ethnic differences in skin physiology, hair follicle morphology and follicular penetration[J]. Skin pharmacology and physiology, 2012, 25(4): 182-191.

[10] BARóN J, RUIZ M, PALACIOS-CEñA M, et al. Differences in Topographical Pressure Pain Sensitivity Maps of the Scalp Between Patients With Migraine and Healthy Controls[J]. Headache, 2017, 57(2): 226-235.

[11] BIN SAIF G A, ALAJROUSH A, MCMICHAEL A, et al. Aberrant C nerve fibre function of the healthy scalp[J]. The British journal of dermatology, 2012, 167(3): 485-489.

[12] ESSICK G, GUEST S, MARTINEZ E, et al. Site-dependent and subject-related variations in perioral thermal sensitivity[J]. Somatosensory & motor research, 2004, 21(3-4): 159-175.

[13] MEHRABYAN A, GUEST S, ESSICK G, et al. Tactile and thermal detection thresholds of the scalp skin[J]. Somatosensory & motor research, 2011, 28(3-4): 31-47.

[14] JOHANSSON O, WANG L, HILLIGES M, et al. Intraepidermal nerves in human

skin: PGP 9.5 immunohistochemistry with special reference to the nerve density in skin from different body regions[J]. Journal of the peripheral nervous system : JPNS, 1999, 4(1): 43–52.

[15] DAMSGAARD T E, OLESEN A B, SøRENSEN F B, et al. Mast cells and atopic dermatitis. Stereological quantification of mast cells in atopic dermatitis and normal human skin[J]. Archives of dermatological research, 1997, 289(5): 256–260.

[16] EEDY D J, SHAW C, JOHNSTON C F, et al. The regional distribution of neuropeptides in human skin as assessed by radioimmunoassay and high-performance liquid chromatography[J]. Clinical and experimental dermatology, 1994, 19(6): 463–472.

[17] HARDING C R, MOORE A E, ROGERS J S, et al. Dandruff: a condition characterized by decreased levels of intercellular lipids in scalp stratum corneum and impaired barrier function[J]. Archives of dermatological research, 2002, 294(5): 221–230.

[18] 吴文育, 林尽染, 杨蓉娅. 中国头皮抗衰专家共识[J]. 实用皮肤病学杂志, 2020, 13(06): 321–325.

[19] HORI H, MORETTI G, REBORA A, et al. The thickness of human scalp: normal and bald[J]. The Journal of investigative dermatology, 1972, 58(6): 396–399.

[20] ZHAI H, FAUTZ R, FUCHS A, et al. Human scalp irritation compared to that of the arm and back[J]. Contact dermatitis, 2004, 51(4): 196–200.

[21] TOSTI A, SCHWARTZ J. Role of Scalp Health in Achieving Optimal Hair Growth and Retention[J]. International journal of cosmetic science, 2021.

[22] MISERY L, SIBAUD V, AMBRONATI M, et al. Sensitive scalp: does this condition exist? An epidemiological study[J]. Contact dermatitis, 2008, 58(4): 234–238.

[23] 金瑞涛, 吴庆辉, 李建树. 头皮生态与头发健康的相关性研究进展[J]. 中国医学创新, 2019, 16(05): 168–172.

[24] SILVA G B, CICCOLINI K, DONATI A, et al. Scalp cooling to prevent chemotherapy-induced alopecia[J]. Anais brasileiros de dermatologia, 2020, 95(5): 631–637.

[25] CALLEWAERT C, RAVARD HELFFER K, LEBARON P. Skin Microbiome and its Interplay with the Environment[J]. American journal of clinical dermatology, 2020, 21(Suppl 1): 4–11.

[26] GUICHARD A, MA L, TAN Y, et al. What if scalp flora was involved in sensitive

scalp onset?[J]. International journal of cosmetic science, 2016, 38(4): 429–430.

[27] 孙丽囡, 王学民, 李秀玲, 等. 上海地区女性自我感知性头皮与面部皮肤敏感的差异性调查[J]. 临床皮肤科杂志, 2017, 46(03): 157–160.

[28] MA L, GUICHARD A, CHENG Y, et al. Sensitive scalp is associated with excessive sebum and perturbed microbiome[J]. Journal of cosmetic dermatology, 2019, 18(3): 922–928.

[29] LOMBILLO V A, SYBERT V P. Mosaicism in cutaneous pigmentation [J]. Curr Opin Pediatr, 2005, 17(4): 494–500.

[30] WEISSHAAR E, DALGARD F. Epidemiology of itch: adding to the burden of skin morbidity [J]. Acta Derm Venereol, 2009, 89(4): 339–350.

[31] STANDER S, WEISSHAAR E, METTANG T, et al. Clinical classification of itch: a position paper of the International Forum for the Study of Itch [J]. Acta Derm Venereol, 2007, 87(4): 291–294.

[32] PAUS R, COTSARELIS G. The biology of hair follicles[J]. N Engl J Med, 1999, 341(7): 491–497.

[33] SIMS R T. Hair growth in kwashiorkor[J]. Arch Dis Child, 1967, 42(224): 397–400.

[34] FINNER A M. Nutrition and hair: deficiencies and supplements[J]. Dermatol Clin, 2013, 31(1): 167–172.

[35] HOLLER P D, COTSARELIS G. Retinoids putting the "a" in alopecia[J]. J Invest Dermatol, 2013, 133(2): 285–286.

[36] YANG Y, YANG J Y, CHEN X J. Biotinidase deficiency characterized by skin and hair findings[J]. Clin Dermatol, 2020, 38(4): 477–483.

[37] AMOR K T, RASHID R M, MIRMIRANI P. Does D matter? The role of vitamin D in hair disorders and hair follicle cycling[J]. Dermatol Online J, 2010, 16(2): 3.

[38] GERKOWICZ A, CHYL-SURDACKA K, KRASOWSKA D, et al. The Role of Vitamin D in Non-Scarring Alopecia[J]. Int J Mol Sci, 2017, 18(12).

[39] BAKRY O A, EL FARARGY S M, EL SHAFIEE M K, et al. Serum Vitamin D in patients with alopecia areata[J]. Indian Dermatol Online J, 2016, 7(5): 371–377.

[40] ALMOHANNA H M, AHMED A A, TSATALIS J P, et al. The Role of Vitamins and Minerals in Hair Loss: A Review[J]. Dermatol Ther (Heidelb), 2019, 9(1): 51–70.

[41] JIN W, ZHENG H, SHAN B, et al. Changes of serum trace elements level in patients with alopecia areata: A meta-analysis[J]. J Dermatol, 2017, 44(5): 588–591.

[42] BERGER R S, FU J L, SMILES K A, et al. The effects of minoxidil, 1% pyrithione

zinc and a combination of both on hair density: a randomized controlled trial[J]. Br J Dermatol, 2003, 149(2): 354–362.

[43] SPIVAK J L, JACKSON D L. Pellagra: an analysis of 18 patients and a review of the literature[J]. Johns Hopkins Med J, 1977, 140(6): 295–309.

[44] GOLDBERG L J, LENZY Y. Nutrition and hair[J]. Clin Dermatol, 2010, 28(4): 412–419.

[45] 赵辨. 中国临床皮肤病学[M]. 南京: 江苏凤凰科学技术出版社, 2017.

[46] SPERLING L C. Hair and systemic disease[J]. Dermatol Clin, 2001, 19(4): 711–726, ix.

[47] CASTELO-SOCCIO L A. Hair manifestations of systemic disease[J]. Curr Probl Pediatr Adolesc Health Care, 2012, 42(8): 198–203.

[48] SINCLAIR R D. Healthy hair: what is it?[J]. J Investig Dermatol Symp Proc, 2007, 12(2): 2–5.

[49] STENN K S, PAUS R. Controls of hair follicle cycling[J]. Physiol Rev, 2001, 81(1): 449–494.

[50] PAUS R, COTSARELIS G. The biology of hair follicles[J]. N Engl J Med, 1999, 341(7): 491–497.

[51] HARRISON S, BERGFELD W. Diffuse hair loss: its triggers and management[J]. Cleve Clin J Med, 2009, 76(6): 361–367.

[52] SCHNEIDER M R, SCHMIDT-ULLRICH R, PAUS R. The hair follicle as a dynamic miniorgan[J]. Curr Biol, 2009, 19(3): R132–142.

[53] MOUNSEY A L, REED S W. Diagnosing and treating hair loss[J]. Am Fam Physician, 2009, 80(4): 356–362.

[54] MORENO-ROMERO J A, GRIMALT R. Hair loss in infancy[J]. G Ital Dermatol Venereol, 2014, 149(1): 55–78.

[55] EASTHAM J H. Postpartum alopecia[J]. Ann Pharmacother, 2001, 35(2): 255–258.

[56] HORDINSKY M, SAWAYA M, ROBERTS J L. Hair loss and hirsutism in the elderly[J]. Clin Geriatr Med, 2002, 18(1): 121–133, vii.

[57] ALMOHANNA H M, AHMED A A, TSATALIS J P, et al. The Role of Vitamins and Minerals in Hair Loss: A Review[J]. Dermatol Ther (Heidelb), 2019, 9(1): 51–70.

[58] PASSERON T, ZOUBOULIS C C, TAN J, et al. Adult skin acute stress responses to short-term environmental and internal aggression from exposome factors[J]. J Eur Acad Dermatol Venereol, 2021.

[59] ASGHAR F, SHAMIM N, FAROOQUE U, et al. Telogen Effluvium: A Review of the

Literature[J]. Cureus, 2020, 12(5): e8320.

[60] GAVAZZONI DIAS M F. Hair cosmetics: an overview[J]. Int J Trichology, 2015, 7(1): 2–15.

[61] GRYMOWICZ M, RUDNICKA E, PODFIGURNA A, et al. Hormonal Effects on Hair Follicles[J]. Int J Mol Sci, 2020, 21(15).

[62] 周城. 脱发[M]. 北京: 北京大学医学出版社, 2020.

[63] 苏烁然. 染发剂会对身体产生危害吗?[J]. 中国化妆品, 2020, (11): 4.

[64] LEONA. 染发后的护发比你想的更重要[J]. 中国化妆品, 2020, No.415(02): 102–105.

[65] ROSEBOROUGH I E, MCMICHAEL A J. Hair care practices in African–American patients[J]. Semin Cutan Med Surg, 2009, 28(2): 103–108.

[66] 曹蕾, 范卫新, 王磊. 烫发和染发对头发损害及护发素对其修护作用[J]. 临床皮肤科杂志, 2008, 037(006): 351–353.

[67] 张旭, 杨希川. 染发有风险 爱美需谨慎[J]. 中医健康养生, 2016, (7): 16–17.

[68] GAVAZZONI DIAS M F. Hair cosmetics: an overview[J]. Int J Trichology, 2015, 7(1): 2–15.

[69] NICHOLSON A G, HARLAND C C, BULL R H, et al. Chemically induced cosmetic alopecia[J]. Br J Dermatol, 1993, 128(5): 537–541.

[70] ZHANG Y, BIRMANN B M, HAN J, et al. Personal use of permanent hair dyes and cancer risk and mortality in US women: prospective cohort study[J]. BMJ, 2020, 370: m2942.

第二章
雄激素性秃发

一、雄激素性秃发的定义和发病情况

1. 定义、患病率及发展趋势

雄激素性秃发（Androgenic alopecia，AGA）是临床最常见的脱发疾病，也称脂溢性脱发或早秃，简称雄秃，表现为青春期或青春期后出现的头顶毛发逐渐减少。男性表现为前额发际线不断后移，呈特征性的"M"型，头顶部头发不断变细变短，最终形成"秃顶"。女性一般不会完全秃顶，主要表现为头顶部头发进行性减少和变细，发缝不断变宽，呈"圣诞树"样改变；少部分表现为全头皮头发弥漫性变细变稀，而发际线一般不会后移，称为"女性型脱发"。

本病在白种人中发病率较高，黑人和黄种人较低。在我国，一项2010年进行的调查显示，雄激素性秃发的男性总体患病率为 21.3%，女性总体患病率为 6.0%。也就是说，在成年男性中平均每5个人中就有1人患病，成年女性中平均每16人中有1人患病。据此推算，雄激素性秃发在我国的发病人数超过1.3亿人。随着现代社会发展、生活方式改变、节奏加快、压力增加，雄激素性秃发在人群中整体的发病率在不断升高，且呈低龄化趋势。

2. 发病人群的特征

大家都会关心什么样的人群更容易患雄激素性秃发。从发病人群的特征看，大致可以分为先天因素和后天因素。先天因素指个体的生物因素，包括遗传和人体发育成熟规律等。后天因素指个体出生以后所接受的来自外部环境的各种影响。

先天因素中最重要的因素是遗传因素。目前普遍的观点认为雄激素性秃发属于多基因遗传相关疾病。我国研究表明男性雄秃患者中家族史阳性率（家族中有人患雄秃）为76%，是阴性者（家族中无人患有雄秃）的1倍以上，女性患者家族史阳性率为56%。另外，有家族史的患者平均发病年龄更早，脱发程度更严重。简单来说，如果你的父母或兄弟姐妹中有人患有雄激素性秃发，那么你自己患雄秃的概率会比普通人高。女性雄激素性秃发的患病率远低于男性。如果刚好你还是男性，那么患有雄秃的概率将更高。

我们都知道，年龄越大，头发可能会越少，在什么年龄开始容易脱发呢？男性雄激素性秃发的起病时间为青壮年，随着年龄增加发病率也逐渐增加。高加索男性的发病率和年龄相似，我国男性的发病率大约是年龄的一半，也就是说在60岁的高加索男性中大约有60%为雄秃，在我国大约是30%。一般来说，18岁以前发病为早发型雄秃，40岁以后开始脱发为迟发性雄秃。

如果存在家族史，患上雄秃概率增大，需要更加关注后天因素，通过规避高危因素能够预防和延后雄秃的发生发展。多项调查结果显示熬夜、压力大、睡眠质量差、脑力工作者、吸烟、辛辣刺激和高热量食品等是雄激素性秃发发病的危险因素。还有一些内分泌疾病会导致雄激素性秃发，比如女性的多囊卵巢综合征及库欣综合征，这类疾病是由于雄激素过高导致脱发。因此，如果你有上述危险因素，将很有可能患上雄激素性秃发。养成良好的生活习惯，将有助于降低雄秃的发病概率或延缓其发病时间。

撰写：杨顶权（中日友好医院）

审核：张建中（北京大学人民医院）

二、雄激素性秃发的病因及发病机制

病因及发病机制

雄激素性秃发的病因和发病机制尚不明确，目前认为主要与遗传因素、雄激素代谢、应激因素和毛囊微生态等相关。

◎遗传因素

遗传在雄激素性秃发的发病中占有重要的作用。研究发现，雄激素性秃发是一个多基因遗传相关性疾病，雄秃患者中有家族遗传史的占 53.3%~63.9%，父系明显高于母系。男性雄秃患者中家族遗传阳性率高于女性雄秃患者，而且雄秃的基本秃发类型在父子间具有相关性。也就是说如果父亲患有雄激素性秃发，那么孩子会有很大概率患同样类型的雄秃。另外，在相同时间内，有家族史的男性患者将会比没有家族史的脱发更严重，而女性患者脱发严重程度受家族史影响小。遗传因素在女性型脱发中的作用还不完全清楚，目前无法确定女性型秃发的易感基因位点，其病因可能与男性雄激素性秃发的病因有所不同，需要深入研究。

◎雄激素

已有很多研究表明雄激素的代谢在雄秃发病中发挥重要的作用。早年男性阉割者不发生雄秃，如果给予了雄激素替代治疗，会使雄秃基因易感者发生脱发。停止使用雄激素，脱发又能逐渐恢复，表明了雄激素在雄秃中的重要作用。在雄秃患者中，雄激素作用在毛囊使毛发生长周期变短，毛囊微小化，造成脱发。我们知道雄激素在男性主要由睾丸分泌，少量由肾上腺皮质合成。在女性中主要由肾上腺皮质合成，卵巢也可少量分泌。如果有关器官功能亢进，产生雄激素过多，会引起雄秃，例如多囊卵巢综合征、肾上腺肿瘤等。临床上这种情况相对少见，绝大部分雄秃患者的雄激素水平正常，那是什么原因造成脱发呢？原来是脱发区的 5α 还原酶及雄激素受体的表达较非秃发部位高。5α 还原酶可将睾酮转化为活性更强的双氢睾酮（Dihydrotestosterone，DHT），双氢睾酮与雄激素受体结合，从而产生生物学效应，使毛发生长期缩短，休止期延长，毛囊周围微炎症，毛囊微小化或纤维化。这也解释了为什么总是前额发际线和头顶部发量减少，而后枕部头发不会减少或秃发不明显。

雄激素促进第二性征的发育，对毛发具有双重调节的特性。在易感男性中促进阴毛、腋毛、胡须的生长，同时又会使头发稀疏、变细。

◎应激因素

应激因素包括精神应激和氧化应激。活性氧是代谢和生理过程的产物，是破坏细胞膜、脂质、蛋白质和DNA的高度活性分子。人体有内源性的抗氧化防御机制来保护机体。在某些情况下，氧化平衡可能会因氧化剂的增加或抗氧化剂的减少而受损。氧化应激目前被认为在多种疾病中发挥作用，在雄激素性秃发中同样起到了重要的作用。一项针对早发性雄激素性秃发患者（年龄<30岁）的研究中表明，总氧化水平（TOS）和氧化应激指数（OSI）明显升高，而总抗氧化水平（TAS）与年龄和疾病持续时间呈高度显著的负相关。另外有家族史的患者的氧化应激指数水平明显更高，表明了遗传因素在氧化应激中也发挥了一定的作用。在头顶部秃发区的毛乳头细胞氧化应激水平相较于后枕部非脱发区更高。随着研究者对氧化应激在雄激素性秃发发病机制中进一步研究，局部或全身抗氧化剂在雄激素性秃发的治疗中将有很大的潜力。

◎毛囊微生态

毛囊微生态包括毛囊周期调控、毛囊微环境。毛囊周期调控主要与毛囊干细胞、毛乳头细胞及其调节因子有关。毛囊微环境包括毛囊微炎症、皮脂腺功能、竖毛肌功能、血供和神经调控等。炎症反应参与脱发最典型的疾病是斑秃，但是在雄激素性秃发中，炎症反应同样广泛参与了其发生、发展过程。雄秃患者感受最早最明显的症状就是头皮出油，头痒及毛囊炎，这是炎症反应直观的感受。在对雄秃患者脱发处头皮的组织病理显示，大部分患者的病理显示有淋巴细胞和组织细胞炎症浸润，而在正常人的头皮组织病理少有炎性细胞浸润。在炎症过程中，炎症介质（如 IL-1、TNF-a、IL-6）大量释放，会使毛囊的生长周期失衡，诱导毛囊提前结束生长期而进入休止期。并且，炎症会逐渐导致毛囊周围纤维化、毛囊干细胞受损，进而导致脱发。头皮微生物是近年来的研究热点，头皮表面的主要细菌为痤疮丙酸杆菌和表皮葡萄球菌，而真菌微生物主要为马拉色菌。痤疮丙酸杆菌通过代谢脂质和脂肪酸释放卟啉，后被紫外线激活产生活性氧，进而导致毛囊炎，参与了雄秃的发病过程。研究发现马拉色菌可使角质形成细胞中IL-8、IL-10、TGF-b1水平升高。这些细胞因子在角质形成细胞的形态改变和凋亡中起关键作用，并对中性粒细胞和淋巴细胞具有趋化活性。增加酶活性和炎性细胞因子的表达会对发根造成侵蚀性损伤，引起头皮周围和毛囊周围的微炎反应，与雄激素性脱发的发病率呈正相关。

问：雄激素性秃发会遗传吗？

答：有遗传因素，雄激素性秃发是一种多基因遗传病，遗传因素在发病中占有重要的作用。

因为雄激素性秃发是多基因遗传性疾病，所以并不是父母患有雄秃，孩子就一定会得病。同样，如果父母都没有雄秃，孩子也不是一定不得病。研究表明雄秃患者中有家族遗传史的占 53.3%~63.9%，父系明显高于母系，也就是说如果父亲有雄激素性秃发，那么孩子得病的概率较大。另外，如果孩子是男孩，也会有较大的可能会遗传父亲的脱发类型。当然，反过来说，如果父母没有雄秃，孩子也并不是一定不得病，而是得病的概率相对较小。但是如果不注意保持健康的生活习惯，也是容易患上雄激素性秃发的。

问：父母没有雄激素性秃发，我是不是就安全了？

答：不是的，雄激素性秃发病因复杂，遗传因素只是病因中的一种。

目前仍不完全清楚雄激素性秃发的病因。如果父母没有雄激素性秃发，那么你患上雄秃的概率会比有家族史的人要低，但是并不代表就完全安全。我国的一项流行病学调查显示，男性雄秃患者中家族史阴性者（家族中无人患雄秃）为24%，女性患者家族史阴性率44%，可以看出没有家族史的雄秃患者并不少见。虽然无法完全杜绝，但平时注意保持良好的生活习惯、放松心情、作息规律、戒烟戒酒、清淡饮食等都有很大好处。一个健康的身体，才有健康的头皮，自然才会有健康的头发。

问：哪些生活习惯会加重雄激素性秃发？

答：一般来说，精神紧张、熬夜、吸烟、好食辛辣油腻等生活习惯会加重雄激素性秃发。

很多研究表明雄激素性秃发患者通常会处于一个明显的压力状态。部分患者长期处于紧张、焦虑、抑郁等不良情绪中，相应的，这些不良情绪会导致皮肤氧化，产生应激损伤导致脱发。这样就容易形成恶性循环，脱发越严重，不良情绪越明显，从而更进一步加重脱发。

经常熬夜也是加重脱发的重要因素之一。作息不规律，易导致人体生物节律的紊乱，使得内分泌稳态失衡。内分泌失调则会导致皮肤油腻、长痘、脱发等症状。在一项1000人的横断面研究中，吸烟者中患雄秃的概率（83%）远大于非吸烟者中患雄秃的概率（40%），作者推测是香烟中的尼古丁及其衍生物可替宁加速了脱发的过程。

在饮食习惯上，好食辛辣油腻刺激性食物一定程度上也可能加重脱发。从中医的角度来说易生湿热，湿热上蒸头面则会造成痤疮、头油、脱发等症状。

总体来说，"好身体、好头皮、好毛发"三者是有机的整体，养成良好的生活习惯才会拥有健康的毛发。

问：雄激素性秃发和脂溢性皮炎有关吗？

答：有关系，雄激素性秃发和脂溢性皮炎往往伴随发生。

两者在发病机制中有相关性。在雄激素性秃发中，雄激素作用在毛囊的同时还刺激皮脂腺，使头皮油脂分泌增加。丰富的油脂给头皮的马拉色菌提供了充足的养料，马拉色菌过度增殖，分解油脂产生的代谢产物，引起皮肤角质异常，导致皮肤屏障功能破坏。同时这些代谢产物诱导角质形成细胞产生炎性细胞因子，导致炎症反应，形成脂溢性皮炎。这些炎症因子同时还会造成毛囊周围的微炎症，促进毛囊周围组织纤维化，使毛囊生长期缩短，促进雄激素性秃发的发生发展。因此在临床实践中，雄激素性秃发的患者往往伴随着脂溢性皮炎的发生，通常也会通过治疗头皮脂溢性皮炎来改善头皮微环境，进一步起到治疗雄激素性秃发的作用。

问：皮肤出油多、头皮长痘的人容易患雄激素性秃发吗？

答：是的，皮肤出油多、容易长痘的人患雄激素性秃发的可能性更大。

首先，皮肤出油多，容易长痘都指向了一个罪魁祸首——雄激素。皮肤出油多和长痘一个最主要的病因是局部雄激素代谢异常。雄激素过多可导致皮肤皮脂腺体积增大和皮脂分泌增多，毛囊皮脂腺导管角化异常，致皮脂排泄不畅，形成脂栓，引发痤疮。另外，雄激素还可以在5α还原酶的作用下转化为活性更强的二氢睾酮，进一步刺激皮脂分泌，从而加重了皮肤出油和痤疮的症状。同样，这样的过程也是雄激素性秃发的发病原因。头顶部和前额发际线也就是秃发区的5α还原酶活性相比于非脱发区更高，雄激素受体也更加敏感。雄激素和活性更强的二氢睾酮与毛囊上的雄激素受体结合发挥生物学作用，使毛囊微小化，毛发生长周期缩短。因此，如果你皮肤出油多，爱长痘的话，可能患雄激素性秃发的可能性更大，需要更加爱护你的头发。

问：营养不良、贫血会导致雄激素性秃发吗？

答：根据目前的研究来看，没有证据表明营养不良或者贫血会直接导致雄激素性秃发，但是可能会加重脱发。

毛发的生长与营养摄入密切相关，毛干是由蛋白质组成，毛发的健康生长依赖于摄入蛋白的成分和质量。维生素与微量元素对于毛发起着重要的作用，多种维生素和微量元素的缺乏可能会导致毛发脱落、卷曲、白发、干燥、杂乱等。有研究表明，维生素 D 缺乏与雄激素性秃发的严重程度之间存在显著相关性。这表明维生素 D 可能在雄激素性秃发的过早发病中发挥作用。因此，我们应该保持营养均衡，不应该挑食偏食，避免营养不良。

问：女性也会出现雄激素性脱发吗？

答：女性也同样会患雄激素性秃发。

雄激素性秃发分为男性型脱发和女性型脱发。女性型脱发发病率约为6%，表现为特征性的"圣诞树"样改变，头顶部头发不断变稀变细，而前额发际线并不显著后退，所以可以看见头发中缝不断变宽。少部分患者为全头头发弥漫性减少。女性脱发中最常见的类型为休止期脱发，通常在急性或慢性重大疾病、大手术、产后、减肥、营养不良、药物副作用、巨大的情绪波动之后发生。应激因素使得毛囊周期异常，休止期毛囊比例增多，进而形成脱发，表现为全头头发弥漫性减少，此病预后较好，头发可逐渐恢复。

撰写：杨顶权（中日友好医院）
审核：张建中（北京大学人民医院）

三、雄激素性秃发的临床表现

典型的临床表现

◎发病年龄

绝大多数患者都是12~40岁之间陆续出现头发稀疏现象，多为青春期以后发病。随着年龄的增长，发病个体增多，秃发程度加重，与此同时，雄激素性秃发的患病率和严重程度都增加。一般情况下女性比男性发病年龄大10岁左右，另有研究发现女性患病在50岁或更年期之后达到高峰，这和雄激素分泌的变化密切相关。中国成年男性患病率为21.3%，其中18~29岁男性患病率仅为2.8%，而70岁以上男性中则为41.4%；中国女性患病率为6%，其中18~29岁女性患病率为1.3%，而70岁以上女性为11.8%。

不同人种间的发病情况也有差别。高加索人的患病率高于亚洲人，在30岁时有30%的男性患病，50岁时有50%的男性和40%的女性患病。非洲男性发病率为14.6%，女性为3.5%。

◎秃发部位

雄激素性秃发的秃发部位特征明显，头发稀疏多见于头皮的额部和顶部，但在不同性别患者中的分布和发展变化有所不同。

男性型脱发多表现为额、颞部发际线后退和额顶部毛发稀疏，发际线后退在顶部稀疏之前或之后均可发生。部分患者以两侧额、颞角的加深和后退为主，形成"M"形发际线（图2-1A）；少部分患者以额部发际线后退为主，形成"C"形发际线，即Norwood-Hamilton分级中的"a"形（图2-1B、图2-2）。在疾病的发展过程中，额部和顶部的稀疏程度是不同的，不同的患者之间也有很大的区别（图2-3）。顶后为主的稀疏最常见，也就是我们常见发旋所处的位置附近，这种在网络上被戏称为"地中海形"，为Norwood-Hamilton分级中的"V"形（图2-1A，图2-4）。随着年龄的增加，稀疏的范围和程度不断增加，头皮额顶部严重稀疏，甚至光秃成为"秃顶"。头皮前发际线也在不停后退，和顶部的光秃部分汇合在一起，最后仅留枕部和头皮两侧马蹄形分布的头发。

女性型脱发的发际线往往无后退现象，其头顶部弥漫稀疏、发缝增宽且稀疏程度逐年加重，但永远不会完全光秃（图2-5、图2-6）。有些人的头发稀疏以额部为重，越向后其症状越轻，此时如果把头发从前向后中分，会发现发缝在额部最宽，顶后最窄，像圣诞树一样。女性型脱发的累及范围常常更广泛，可累及两侧和枕部，但与其他区域相比，枕部的头发还是相对最浓密的（图2-7）。

极少数男性可表现为发际线无后退，头发弥漫稀疏，即男性患者表现为女性型脱发，约占3.7%。极少数女性也可表现为发际线呈"M"形或"C"形后退，即女性患者表现为男性型脱发，约占1%，这种情况在绝经后妇女中更为常见。

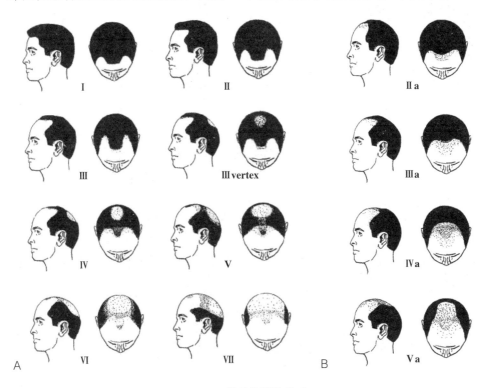

图2-1 常见的脱发模式

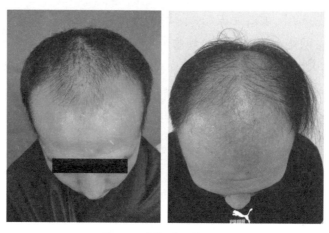

图2-2　额部发际线后退

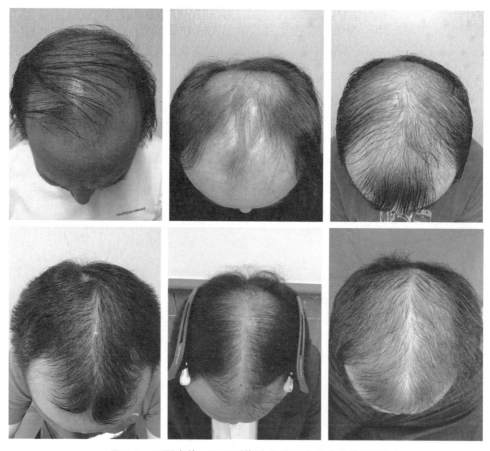

图2-3　不同个体、不同时期头发的稀疏部位和程度不同

◎病情进展

雄激素性秃发的进展隐匿，脱发数量往往没有明显增加，因此患者很难发现脱发问题开始出现的具体时间。从雄激素性秃发的发病机制来看，毛发稀疏的根源不是毛发数量的减少，而是毛囊的微型化，使得毛囊产生的毛发较之前变细。随着毛囊的变小，毛发的生长期也逐渐缩短，从原来持续生长2~6年才脱落逐渐缩短至数月即脱落，此时表现出来就是头发还没有长长就已

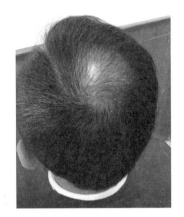

图2-4 顶后稀疏为主

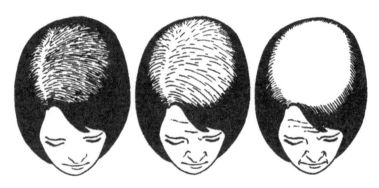

图2-5 女性型脱发示意图

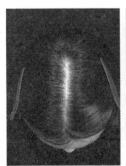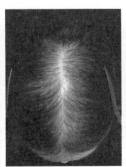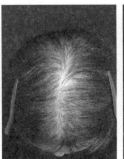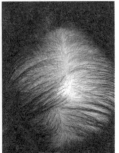

图2-6 女性型脱发不同程度顶部弥漫性稀疏，发际线无后退

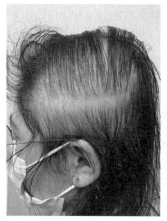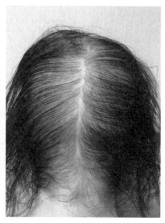

图2-7　女性型脱发累及两侧及枕部

脱落。短而细的头发在遮盖力方面下降，再加上休止期毛囊比例增加、空毛囊增加，使毛发的数量相应减少、头发逐渐稀疏。毛囊和毛发的变化并不是同步发生、一步到位的，而是分散在头皮的不同部位，陆续地进入微型化进程，并且经历多个毛发周期而逐步恶化的，最终形成"秃顶"时几乎不可见的汗毛，甚至彻底消失。所以患者经常感受到的是"头发没有掉得多，只是长得慢了"。如果对脱落的头发进行细致观察，会发现脱落头发的数量仍然在100根之内，但其中细小头发的比例增高了。

问：男性与女性雄激素性秃发的表现有什么不同？

答：雄激素性秃发常见的男性和女性临床表现差异较大。

典型男性型雄激素性秃发的早期表现是额部发际线后退，常见的是额颞角加深（M形），少数是额中发际线后退（C形）。随后，顶部头发稀疏逐渐加重，变得明显并面积逐渐增大，最终与额部后退的发际线相汇合，仅留头皮两侧和枕部毛发，呈马蹄状。

女性型雄激素性秃发多表现为整个额顶的头发稀薄，通常没有额部发际线后退。通常情况下，在头发中分时，可以看到发缝增宽，部分患者表现为额部的发缝最宽，向后变窄，呈"圣诞树样"。枕部的分缝宽度不受影响，或影响较小，可作为患者基线宽度的"正常对照"。

很少数男性会出现女性型秃发模式，而少数女性也会出现男性型秃发模式。后一种情况在绝经后妇女中更为常见。此外还有第三种很少见的模式，为头皮弥漫性受累（包括枕部）的雄激素性秃发。在这些病例中，可能需要组织学检查来确定诊断，因为可能会与休止期脱发混淆或重叠。如果伴有近期脱发增加的病史，患者可能同时患有休止期脱发，因为雄激素性秃发通常脱发数量不会增加。

（本节照片由撰写医生提供）

撰写：杨淑霞（北京大学第一医院）

审核：张建中（北京大学人民医院）

四、雄激素性秃发的检查和诊断

1. 诊断依据

病史资料对于诊断有非常重要的意义。雄激素性秃发可以在青春期之后的任何年龄段发病，其进展缓慢、发病隐匿、额顶部毛发逐渐稀疏，头发脱落的数量基本正常，可有家族史。女性患者需要进行一些妇科病史的询问，了解是否有多囊卵巢综合征、高雄激素血症等疾病的可能。

脱发或头发稀疏的分布具有特征性。额部和/或顶部的毛发会有不同程度变细、生长减缓并逐渐稀疏的症状；枕部常常不被累及或轻度稀疏。男性型脱发表现为额颞部发际线呈"M"形或"C"形后退，在病程发展后期可出现额顶部头皮光秃，仅留枕部和耳后马蹄状分布的毛发。女性型脱发表现为额顶部毛发弥漫稀疏、变细，并且范围更广，可累及头皮两侧区域及枕部。女性型脱发稀疏程度较男性型轻，头皮不会出现完全光秃，而且发际线保留。少许男性可出现女性型表现，少许女性也可出现男性型表现。

雄激素性秃发患者虽头皮无明显炎症、瘢痕和脱屑现象，但是常常伴有脂溢性皮炎，伴有头皮轻度红斑、油腻性鳞屑以及程度不等的瘙痒。

通过以上病史和特征性的脱发分布模式基本可以诊断雄激素性秃发。

2. 检查项目

雄激素性秃发的诊断主要是根据临床表现，而非过多的化验和检查。当根据病史和体检不能确定诊断时可适当选择以下检查项目，帮助诊断和鉴别诊断。由于雄激素性秃发可以合并其他任何种类的脱发疾病，所以经常会进行一些必要的检查进行鉴别诊断，尤其是早期阶段的雄激素性秃发经常要与休止期脱发进行鉴别。

◎拉发试验

检测者用拇指和食指捏住受累区域中大约50~60根头发，从近端向远端轻柔但牢固地拖拽，脱落超过6根头发表明拉发试验"阳性"（图2-8）。有人提出应在3~5天不洗头后再做拉发试验，但也有研究者提出异议。雄激素性秃发的拉发试验一般是阴性的，有时可以出现阳性，但只局限在脱发区域，因为雄激素性秃发受累区域的毛囊生长期缩短，休止期延长，从而使休止期毛囊的比例增加，可以由正常的10%~15%增加到20%以上，此区域拉发试验可出现阳性。如果全头皮弥漫性拉发试验阳性，则应考虑合并了休止期脱发或者急性弥漫性斑秃，此时应将脱落的头发发根在显微镜或皮肤镜下观察，休止期脱发中均为杵状发根，如可见呈铅笔尖样的发根或营养不良的生长期发根，则需考虑斑秃。

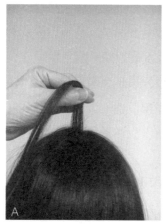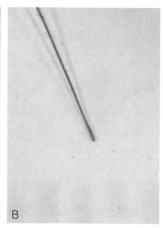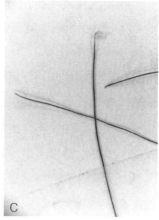

图2-8 拉发试验

（A：拉发试验操作动作；B：杵状发；C：铅笔尖样发及营养不良发）

◎皮肤镜检查

皮肤镜作为一种无创性检查工具已被广泛地应用于脱发疾病的诊断和鉴别诊断中。借助皮肤镜可以寻找特征性分布的脱发区域中毛囊微型化的证据，这是诊断雄激素性秃发的主要根据之一。一般在放大20倍至50倍的镜下，可以清楚地看到部分毛干直径不同程度的减小，也称为毛发直径的异质性。当直径不同程度减小的毛发占比>20%时，则高度考虑雄激素性秃发诊断（图2-9）。在病程的早期，如顶部的毛发直径异质性<20%，但比例大于枕部，则也提示雄激素性秃发诊断的可能。同时，雄激素性秃发是一种非炎症性的脱发性疾病，皮肤镜下还可以观察到头皮外观正常，毛囊口完好，可有淡褐色的晕，称为"毛周征"，可见少许空毛囊、黄点征。随着脱发的加重，毛囊开口可能会变小，最终在临床上难以看到。

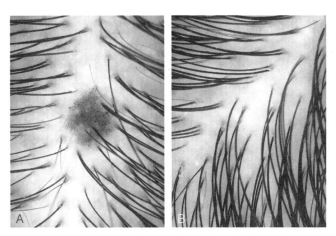

图2-9　雄激素性秃发的皮肤镜下表现
（A：顶部；B：枕部）

◎头皮活检

绝大多数雄激素性秃发通过病史、临床表现，再结合皮肤镜表现都可以确诊；但少数不典型病例或合并其他头皮疾病时，还需头皮活检进行组织病理学检查。活检术在局麻下进行，常规使用直径为4mm、名为"环钻"的环形刀具从头发稀疏的区域切取2个小块头皮，每个约绿豆大小，遗留的创面各缝一针即可。两块头皮标本中的一块用来做常规的纵向切片，可以看到皮肤的层次及炎症的分布特点等；另一块平行皮面做水平切片，可以总体观察统计毛囊和毛囊皮脂腺单位的数量、微型化毛囊的数量、终毛/毳毛的比例，以及休止期毛发的比例等各种相关数据。雄激素性秃发毛囊漏斗周围可有轻度炎

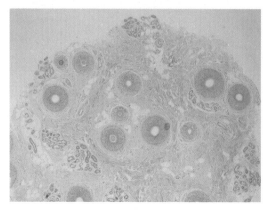

图2-10　雄激素性秃发的组织病理学表现
（此图中可见不同程度微型化的毛囊）

症，毛囊总数正常，微型化毛囊比例增加（图2-10），休止期毛发比例增加。

◎实验室检查

雄激素性秃发的诊断一般不需要实验室检查，大多数男性患者和有正常月经和妊娠的女性患者其雄激素水平是正常的。只有当患者可疑有相关基础病或合并症时（例如：代谢综合征、多囊卵巢综合征、铁缺乏等），需要进行相应的实验室检查或辅助检查。如患者有多毛、月经不规律、严重痤疮、溢乳等异常，可查性激素、性激素结合球蛋白（SHBG）和17-OH-孕酮等，需在月经期的第2~4天采血。如口服避孕药，则需要停药至少2个月后再采血。如有严格节食或偏食、体重减轻较快、月经量大等，可进行营养及代谢相关检查，如血清铁、铁蛋白、甲状腺功能、肝功、血脂、全血细胞计数、维生素D等。

3. 鉴别诊断

雄激素性秃发的临床鉴别包括许多非瘢痕性脱发和一些瘢痕性脱发的早期表现。

◎休止期脱发

休止期脱发是一种非炎症性的弥漫性脱发疾病，常常和雄激素性秃发合并

存在。其表现为脱发数量突然增多，脱落的头发均表现正常，包括长短、粗细和发根的形态；发量可均匀减少，发缝变宽；无秃发斑。皮肤镜下无毛囊微型化证据，可见空毛囊及新生发。慢性休止期脱发与女性型脱发不易鉴别，需仔细检查。临床中有部分患者因脱发数量增多而就诊，但实为雄激素性秃发基础上合并发生了休止期脱发，其特征是脱落头发数量增加，其中细小头发的比例增加、头发弥漫稀疏，以额顶部为重。在不受雄激素性秃发影响的区域即枕部拉发试验也是阳性的，皮肤镜下顶部毛发直径异质性明显，而枕部头发稀疏，但毛发直径基本一致。休止期脱发诊断后还需查找病因。导致脱发的原因往往发生在出现脱发之前的2~4个月，包括心理情绪应激、焦虑、失眠、分娩、体重减轻、营养素缺乏、某些疾病（如甲状腺功能异常、系统性红斑狼疮等）、大手术、某些药物（干扰素、降脂药、抗凝药等）等，可选择相应的检查和化验，并有针对性地进行调整或治疗。

◎斑秃

斑秃常表现为限局性秃发斑，局部皮肤正常，无明显炎症，可自愈。但有一些少见的亚型，需与雄激素性秃发鉴别，如弥漫性斑秃、匍行性斑秃（图2-11）。弥漫性斑秃表现为头发弥漫性脱落，进展较快，活动期拉发试验强阳性，脱落头发的发根虽多为杵状，但其中部分为铅笔尖样或营养不良性。仔细体检可见头皮散在分布大小不等的稀疏斑或秃发斑，皮肤镜下可见到斑秃特征性的表现，包括黄点、断发、黑点、感叹号发、新生细发及卷曲发（猪尾样发）等。匍行性斑秃常以累及发际部位为主，包括额部、颞部、枕部及鬓角，头皮其他区域伴或不伴斑秃表

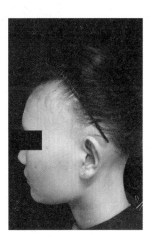

图2-11　匍行性斑秃

现。当仅累及额颞部发际线时，匍行性斑秃易与男性型脱发混淆。斑秃和雄激素性秃发二者在发病过程、进展、分布、皮肤镜表现等方面有很大的不同，可供鉴别。

◎牵拉性秃发

长期慢性的拉力作用下头发可逐渐稀疏，引起牵拉性秃发，常常与发型相关（图2-12），例如高马尾、发髻等，常累及发际线。皮肤镜下终毛减少，毳毛不变，无毛干直径异质性表现，无断发、黑点等斑秃表现，发干上可有毛发管型。

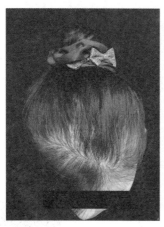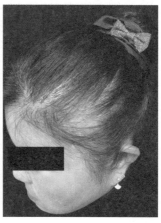

图2-12　牵拉性秃发

◎拔毛癖

拔毛癖实为一种心理疾患，患者自觉或不自觉地反复拔拽毛发，导致局部毛发稀疏，头发最常受累（图2-13）。当稀疏区域位于额颞部发际或顶部时，需与雄激素性秃发鉴别。拔毛癖导致的稀疏斑形状各异，与正常区域间无过渡；残留的头发短，毛发直径较一致，拉发试验阴性；皮肤镜下终毛数量减少，而毳毛不变，可见黑点、断发和出血点。

◎额部纤维性秃发

额部纤维性秃发为一种少见的瘢痕性秃发，其组织病理表现和毛发扁平苔藓相似，故多认为此病为毛发扁平苔藓的亚型。其典型表现为额颞部发际进行性后退、出现带状脱发斑、局部毛囊口消失和皮肤萎缩光亮，其边缘残留毛囊的毛囊口周围可有红斑、管状角化脱屑（图2-14）。区域内的毳毛也被累及而消失。

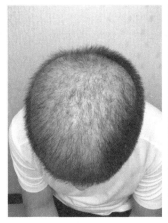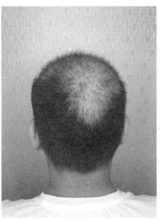

图2-13 拔毛癖

眉毛和鬓角常受累而稀疏或缺失。

◎中央离心性瘢痕性秃发

中央离心性瘢痕性秃发常发生于非洲裔个体，是一种瘢痕性脱发，常累及顶部区域。早期可表现为顶部脱发斑、离心性扩大、受累区域毛囊口消失、炎症活动边缘，可见红斑、脓疱，可伴瘙痒、疼痛。

此外，还有一些脱发疾病与雄激素性秃发相似，如模式分布的瘢痕性秃发、先天性/遗传性脱发性疾病等。

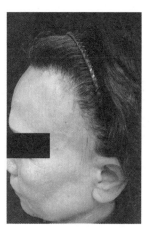

图2-14 额部纤维性秃发

问：如何快速自我判断可能是雄激素性秃发？

答：可以通过"测、感、比、查"的方式判断是否患有雄激素性秃发。

测：手指并拢横放于额部，小指外缘与眉上缘对齐，此时多数人的发际线位于食指的边缘。如果发际线和食指的距离增加，则说明发际线较高或发生了后移。

感：用手按压顶部头发，与其他区域相比，感觉顶部的头发变薄变软。

比：头发中分，比较不同区域发缝宽度的差异，额部或顶部发缝比枕部宽。

查：梳头或洗头的时候收集脱落的头发，计算一天脱发总数和其中细小毛发的比例，显示细小头发比例>1/10，脱发数量<100根或与平时无明显差别。

如符合以上一种或多种表现，同时没有明显的秃发斑或头皮红斑、脱屑，则可认为自己很有可能是患有雄激素性秃发。当然，及时到医院的皮肤科或毛发门诊就诊可以获得更准确的诊断。

（本节照片由撰写医生提供）

撰写：杨淑霞（北京大学第一医院）

审核：张建中（北京大学人民医院）

五、雄激素性秃发的治疗

发现自己脱发不必感到过分沮丧，如能在早期及时诊断并进行适当的治疗，相当一部分患者可获得改善。目前已有很多治疗方法可以抑制脱发进展、促进头发再生、改善发量外观，帮助了大量患者重拾信心。但由于医学上雄激素性秃发的病因尚不完全清楚，因此目前雄激素性秃发还无法根治。

1. 多样的治疗方法

医疗科研工作者通过一系列规范的体内外基础研究（在实验室中）和临床研究（在医院等诊疗实践中），以及严谨的数据分析，获得药物的疗效和安全性证据，才总结出基于循证医学的、科学的用药推荐。所以，权威指南发布的推荐方案，是人们应该首先了解的。以下总结了权威指南或者研究文献中推荐的常用治疗方法，但是请注意，一定要在专业医生指导和监测下选择和治疗（表2-1）。

◎米诺地尔

米诺地尔能够在确诊雄激素性秃发之后减少进一步的脱发，是目前首选的治疗方案。平均起效时间是12周，用药时间最好维持半年到1年，男女都可以使

表2-1　雄激素性秃发的常用推荐治疗方法

药物/方法	作用机制	疗效	用法	剂量	主要不良反应
米诺地尔	舒张血管，改善毛囊供血供氧，促进休止期毛囊进入生长期	坚持治疗半年以上，有效率达50%~85%	外用	2%或5%溶液，5%泡沫，每天2次	皮炎，多毛症
非那雄胺	抑制睾酮转化为双氢睾酮，减少血清和毛囊周围的双氢睾酮	坚持治疗1年有效率达65%~90%	口服	1mg，每天1次	性欲减退，勃起功能障碍，乳腺发育
度他雄胺	抑制睾酮转化为双氢睾酮，减少血清和毛囊周围的双氢睾酮	疗效与非那雄胺相似或更优	口服	0.5mg，每天1次	性功能障碍，不良反应略多于非那雄胺
螺内酯	抑制睾酮产生，抑制DHT与雄激素受体结合	超过70%的女性能够保持稳定或改善	口服	每天50~200mg	月经紊乱，高钾血症
环丙孕酮	雄激素拮抗剂	对女性患者有一定疗效	口服	按说明规律用药	性欲降低、体重增加
毛发移植	后枕部正常毛囊移植至秃发区后可继续生长，并保持原部位不易脱发的特性	移植后2~3个月头发开始重新生长	手术	常用手术方式：FUT，FUE	费用高，有创，无法抑制疾病的继续发展，仍可能继续脱发
低能量激光疗法（LLLT）	具体机制尚不清楚	疗效温和，仅作辅助	照射头皮	视情况	不良反应很少，皮炎
富血小板血浆（PRP）	具体机制尚不清楚	仅作辅助	头皮皮内注射	视情况	注射部位疼痛

用，有效率达到50%~85%。轻中度秃发的患者疗效更好。

　　米诺地尔最开始出现是作为降血压药，但使用过程中人们发现了其刺激毛发生长的现象，让医疗科研人员意识到它能够治疗脱发的潜力。自1991年被美国食品药品监督管理局（FDA）批准用于治疗男性和女性的雄激素性秃发以来，米诺地尔在脱发治疗领域成为一线选择，它的降血压效果反而被其他后起之秀的光芒所掩盖。

治疗原理上，人们认为其"血管舒张作用"（也是降血压的原理之一）发挥在头皮上能够改善毛囊的供血供氧环境，从而促进毛发生长；但是其他同机制降血压药物并没有米诺地尔如此显著的促毛效果，提示米诺地尔非常有可能存在其他促进毛发生长的机制，只是人们还没有找到充足证据。使用过程中需要留意的是，开始使用之后，可能会出现短暂的脱发增加，但是这种现象在连续使用数周之后就会消失，不必过于担心。

米诺地尔是外用药物，以溶液或者泡沫的形式涂抹在头皮即可，非常方便，少有不良反应，可以长期使用。不良反应主要是皮肤干燥、脱屑或皮肤瘙痒，偶尔也会有个别患者对米诺地尔的溶剂感到不适。如果这些不良反应确实发生了，并且你尚能接受，还是建议再坚持使用一段时间来度过这段适应期；如果你不能接受，这种外用药只要停药就能在短期内自然消除不适。另外，需要注意避免不小心涂抹到面部或颈部而导致不必要的毛发生长。

◎非那雄胺

服用非那雄胺，能够阻止脱发的进程，也能够轻微逆转毛囊状态，是目前最稳定和最安全的雄激素性秃发内服药物。一般在使用3个月后脱发减少，6~9个月头发开始生长。连续使用1~2年就能够达到较好的疗效，并需要长时间维持治疗才能维持疗效。用药1年后有效率达到65%~90%，对顶枕部秃发的有效率高于前额部。如果治疗1年后仍无明显疗效，则建议停药，寻求其他疗法。

非那雄胺作为II型5α还原酶抑制剂，能够减少睾酮（雄激素最重要的一种）代谢为双氢睾酮（DHT，也是雄激素的一种，能够与雄激素受体结合进而发挥雄激素的生理作用），一开始是治疗良性前列腺增生的有效药物（剂量：5mg）。自从人们注意到那些成年前接受阉割的男性在成年后几乎不发生脱发的现象、使用非那雄胺治疗良性前列腺增生的中老年男性出现发量改善增加的药物副作用，非那雄胺作为II型5α还原酶抑制剂来治疗脱发的作用原理被研究和验证。II型5α还原酶主要对雄激素合成代谢起作用，只存在于前列腺、生殖系统、皮肤、毛囊里。血循环和头皮毛囊附近的DHT浓度降低，能够阻止毛囊的进一步萎缩，也使得部分萎缩毛囊得以恢复。非那雄胺在20世纪90年代末被FDA批准用于治疗男性雄激素性秃发（剂量：1mg）。

非那雄胺的主要不良反应，是雄激素相关生理作用被抑制，包括性欲减退、勃起功能障碍、性快感减退、精子数减少、男性乳房发育等。另外，多项大型研究发现使用5α还原酶抑制剂并没有增加前列腺癌的发病率，检测到高级别癌症的概率可能会增加，并且使用5α还原酶抑制剂不影响存活率。虽然，有时可能会出现疲劳、焦虑、抑郁和自杀意念，但是目前尚无直接证据说明它们之间的因果关系。另外，非那雄胺的药物半衰期是6~8个小时，若有不适，停药后也会在数天或数周后消退。所以，虽然可能无法完全无视这些不良反应，但是知己知彼、调整心态对药物获益是有帮助的。

目前批准的只是用于男性，女性使用需要格外谨慎。药物可能导致男性胎儿的生长发育畸形，也可能影响正常月经周期、乳房触痛等激素水平变化的表现。

◎度他雄胺

度他雄胺和非那雄胺的疗效相似甚至更胜一筹，但是不良反应风险更高。目前尚未被FDA批准用于秃发治疗，在个别国家批准使用（如日本、韩国，用量0.5mg/d），选择时需谨慎。

度他雄胺也是一种5α还原酶抑制剂，只是除了II型，还能阻断I型，半衰期长达4周。I型5α还原酶存在于人体的任何部位，包括皮肤、肝脏、毛囊、前列腺和大脑，生理作用广泛。所以，度他雄胺对DHT的控制明显强于非那雄胺，可能的不良反应也更广泛、持久。

◎螺内酯

螺内酯在适应证外可用于雄激素性秃发，常用于女性患者，超过70%的女性能够保持稳定或改善。它也是一种激素调节剂，能够选择性地抑制睾丸和肾上腺皮质产生睾酮，还能够竞争性地抑制DHT和雄激素受体的结合，从而改善毛囊附近DHT含量，和非那雄胺殊途同归。

最常见的不良反应是月经紊乱、性欲降低、乳房胀痛。还需留意高钾血症，但发生率很低或很轻微，定期监测血钾水平甚至不是必需的。可以从低剂量缓慢增量到200mg，至少持续6个月，再评估疗效。虽然常用于女性，但是螺内酯与非那雄胺类似的广泛抗睾酮作用同样可能导致男性胎儿的先天性畸形，所以孕期要避免服用螺内酯，或服用螺内酯期间要严格避孕。

◎ 环丙孕酮

环丙孕酮具有对抗雄激素作用，同时还有孕激素的作用。由于女性化作用较强所以不用于男性患者，对女性雄激素性秃发有一定疗效。但是由于此药影响到体内多种激素水平的波动和平衡，所以用法和用量都需要听取专业医生的意见。

◎ 毛发移植

毛发移植，就是平时常说的植发。植发往往能够显著改善发际线，很多植发前后对比照片往往让人为之一振，但要完全恢复到秃发前状态也并不容易。移植后会有短暂的脱发，移植后2~3个月头发开始重新生长。

目前市场上听得比较多的植发技术是FUT（Follicular Unit Transplantation）以及FUE（Follicular Unit Extraction），原理上均是"毛囊移植"，区别在于前者需要整块切割头皮瓣，后者改进了取发器械而能够精确地提取单个毛囊。更多的改进，哪怕号称是"革命性改进"，也往往都是在FUE的基础上做了些细节上的改进，比如器械的直径大小。

植发的过程，可以理解成把一棵棵已经在土里的树换个地方种。为了提高树的存活率，往往是把树及其旁边较小但必要区域的土壤一起打包挖出来，再到新地方挖个坑放进去，再埋好土。类推到植发上，医生用精密器械在有发区（往往是后脑勺）将合适范围、合理分布的毛囊一个个挖出来，排列好暂时放在培养皿上，待取发结束后，再在秃发区按照美观的分布将毛囊填进去，填进去前使用"切口"或"取块"等方法准备好植发位置。这像是一个拆东墙补西墙的过程，但由于毛囊数量繁多，更像是重新合理分配资源的过程。植发区会出现肉眼可见的头发生长，而取发区也很难觉察出发量减少（图2-15）。

并且，"供体优势理论"保证了移植后的毛囊保持了自身原先的特性，和种

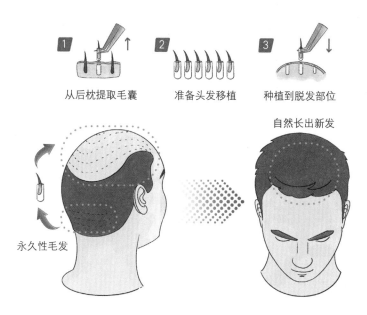

图2-15 植发原理示意图

植在哪里关系不大。也就是说，这时来到前额、头顶的毛囊，保留了原先在后脑勺时候"不易脱发"的特性，对雄激素没什么反应，种植后能够一直生长下去而不再脱发。不再脱发，想想就激动。

手术成功率很高，但手术后的实际外观效果其实受到很多因素影响。手术过程中，器械直径的大小（所取毛囊单位不宜过大或过小）、医生操作技术的优劣（取发和种植的具体操作）、医生审美的好坏（种植区域分布的选择影响美观效果）决定了植发手术的即时效果。但是，取发区毛囊的存活力、未移植区域毛发的继续脱落、不利头发生长的生活习惯等个体因素对植发手术后的最终外观效果有着更大的影响。此外，由于植发与药物在治疗原理上没有重叠，植发可以在手术前后联用药物或其他辅助手段，效果更佳。

所以，植发之前，选择正规医院和优秀医生很重要；植发之后，呵护保养也非常重要。

◎低能量激光治疗（LLLT）

低能量激光技术是使用低能量的、特定波长的光照射头皮，使用频率和时间暂没有严格规定；尚有临床试验进行着，也有设备已经上市。治疗脱发的疗效比较温和、轻微，所以往往是主力疗法的辅助疗法。

低能量激光技术在医学上最早是用于组织修复、关节损伤、治愈创伤、减轻疼痛等，安全性已经毋庸置疑，只是用于脱发比较晚。过高能量的光会伤害毛囊，引起脱发；而低能量的光照却可以刺激毛囊生长。虽然低能量激光能够刺激毛囊生长的原理尚不清楚，但是人们认为，一定波长的激光能够穿透头皮表层，刺激毛囊附近的毛细血管网和间质细胞，改善毛囊的微环境；同时能够刺激毛囊细胞内部的能量代谢，促进毛囊细胞的增殖（图2-16）。

此疗法的好处是几乎没有副作用，治疗过程中可能会有温热的感觉。

设备昂贵，但属于一次消费终身受用，与长期使用药物维持疗效相比，也许更加经济。

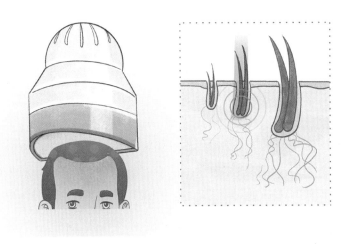

图2-16　低能量激光治疗示意图

◎富血小板血浆（PRP）

富血小板血浆是一种更具有实验性质的新疗法，对部分秃发患者有效，但是在治疗细节上（比如制备方法、详细成分、治疗次数）尚有许多不明确的地方，还需要更多规范的临床研究来提供证据。此方法目前仅作为辅助疗法。

这种疗法是在头皮皮内注射富含超过患者自身血小板正常浓度的血浆。活化的血小板能够释放大量能够促进毛囊干细胞（以及周围环境细胞，如间充质干细胞、免疫细胞）生长的物质（称为细胞因子、生长因子）。但是其中具体的机制，尚不清楚。

不良反应主要是注射过程中和注射后一段时间的轻微疼痛。另外，此方法的价格比较昂贵，并非主流选择。

◎联用治疗

不同疗法可以合理组合达到更好更稳定的疗效。米诺地尔和非那雄胺都属于主力疗法，它们的联用是目前医学界公认治疗雄激素性秃发的最高水平。另外，植发手术配合长期药物治疗、低能量激光、富血小板血浆等辅助疗法也是可用组合。

2. 适合不同人群的方案

◎不同性别

患有雄激素性秃发的男、女性在生理激素水平、病因和临床表现上存在差异，意味着适合的治疗方案也不尽相同。你需要了解，那么多选择中，哪些是适合你的（表2-2、表2-3）。

表2-2 适合男性的治疗方案

方案选择	抑制进展的效果	改善发量的效果	安全性
非那雄胺1mg，每天1次，口服	+++	++	+++
度他雄胺0.5mg，每天1次，口服	+++	+++	++
米诺地尔5%（溶液或泡沫），每天2次，外用	+++	++	++++
头发移植+/-联合治疗	–	+++	++
低强度激光疗法（LLLT）	+/-	+/-	++
富血小板血浆（PRP）	+/-	+/-	+

差 ←——————————————→ 好

评价： – -/+ + ++ +++ ++++

表2-3　适合女性的治疗方案

方案选择	抑制进展的效果	改善发量的效果	安全性
米诺地尔2%（溶液），每天2次，外用	+++	++	++++
米诺地尔5%（泡沫），每天1次，外用	+++	++	++++
适合雄激素过多症患者的口服激素	+	+	+
适合激素正常患者的口服激素	+/-	+/-	+
头发移植+/-联合治疗	-	++	++
低强度激光疗法（LLLT）	+/-	+/-	++
富血小板血浆（PRP）	+/-	+/-	+

差　←————————————————→　好
评价：　－　　－/+　　+　　++　　+++　　++++

◎不同严重程度

基于雄激素性秃发的BASP分型（参见本章第五节雄激素性秃发的诊断与分型中的疾病的分型），不同严重程度有不同的治疗推荐（图2-17）：

- 轻/中度（包括M1-2、C1、V1-2或F1-3型），首选药物治疗，其中男性可以选择口服非那雄胺+外用5%米诺地尔，女性可以外用2%或3%米诺地尔+口服雄激素性拮抗剂；
- 中/重度（包括M3、C2-3、U1-3或V3型），首选药物治疗，治疗1年后如果效果满意则继续药物治疗，如果不满意则可以考虑联合头发移植；
- 重度（包括C3或U1-3型），可以考虑药物治疗联合头发移植，治疗1年后如果效果满意则继续药物治疗，如果不满意则建议使用假发用以改善外观。

另外，单就植发手术来说，由于头发移植的原材料仍然是自己的头发，所以如果脱发太严重导致这个原材料数量不足、活力欠佳，那么头发移植手术的效果一定会受到影响，甚至无法手术。当然，手术受到具体医生技术水平的影响，所以自己是否能够手术、预期的手术效果，都需要跟手术医生充分沟通再做决定，毕竟手术费用也不是个小数目。

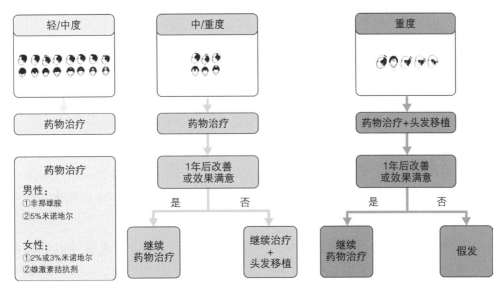

图2-17 不同严重程度和性别的雄激素性秃发治疗路径

问：听说用了米诺地尔后会有"狂脱期"，越掉越多，是真的吗？

答：米诺地尔用药早期确实有短期的暂时性脱发增多的现象，是治疗过程中的正常反应，也是治疗可能有效的早期表现，不会越掉越多，不必过于担心。

米诺地尔所谓的"狂脱期"往往发生在用药后2~4周，表现为脱发数量比用药前有所增多。正是因为治疗有效，头发新生加快，将那些本身就已经死亡、快要掉落的休止期头发替代掉，休止期头发比较集中地掉落，就导致看起来头发掉得比用药前更多一些，所以米诺地尔治疗的最初的2个月，往往体会不到明显的生发疗效，反而出现休止期毛发脱落增多的过渡期现象。一般而言，米诺地尔的浓度越高，起效越快，头发新生就越旺盛，这种更替现象也会更明显。更替掉原先的休止期头发之后，这种"狂脱期"就会结束，发量也会开始增加，需要坚持用药，才能迎来生发的春天。所谓"狂脱"，其实是"狂长"的序曲。如果特别担心头发新旧更替过程中的脱发，可以选择使用米诺地尔从低浓度开始，2%浓度的比5%浓度的起效更慢，可以用2%浓度的2~3个月之后再提高浓度。如果用药后脱发增多时间超过3个月，就可能是还存在其他的脱发，一定要找医生复诊。

问：外用米诺地尔搽剂/酊剂以后头皮瘙痒、头屑多是怎么回事？

答：可能是米诺地尔搽剂/酊剂引起的接触性皮炎。

外用米诺地尔搽剂或者酊剂是雄激素性秃发最常用的外用药物，效果明确，安全性好，但是也有可能会出现一些不良反应，如头皮接触性皮炎或者多毛等。其中头皮的接触性皮炎最为常见，主要是由于米诺地尔的溶剂载体，尤其是丙二醇，可能会引起部分患者头皮的刺激性接触性皮炎，出现红斑、瘙痒和头屑。也有少部分患者可能会对药物中的丙二醇或者酒精，甚至米诺地尔药物成分本身过敏。此外，脱发患者常常还会合并头皮的疾病，如头皮的脂溢性皮炎，也有可能会出现类似的表现。

如果出现这些情况，可以尝试更换米诺地尔的制剂，如更换为米诺地尔泡沫，可以很大程度上缓解这种皮炎。如果更换制剂后红斑、瘙痒和头屑仍然不能缓解，建议停药并到医院皮肤科就诊，确定原因，并进行相应的治疗。

问：口服非那雄胺真的会阳痿吗？

答：大多数情况下不会。

非那雄胺确实有性功能降低的不良反应的风险。但是，有关非那雄胺安全性的临床研究显示，性功能受到影响的概率相对较低，约2%~6%，而且这种影响一般是轻微而且可逆的。心理暗示作用也对不良反应的出现有影响，事先知道这些不良反应的患者（43.6%）出现不良反应的比例远高于不知道的患者（15.3%）；有研究发现586名接受非那雄胺1mg治疗平均16周的雄激素性秃发患者，在性功能方面与没有口服非那雄胺的其他患者没有差异。

所以，发生阳痿或其他性功能问题的可能性确实存在，但是概率很低，而且一般轻微可逆。但是建议一定要在正规医院皮肤科医生指导下用药和监测随访，才能更好地保障用药的安全。

问：雄激素性秃发头皮很油，控油的洗发水能生发吗？

答：不能。

雄激素性秃发的根本原因是双氢睾酮这种雄激素导致毛囊的逐渐萎缩。

雄激素也会导致出油增多，因此雄激素性秃发的患者常常也会觉得头皮出油特别多，甚至有人会误以为脱发是出油太多导致毛孔堵塞所致，因此喜欢使用清洁力非常强的"控油"的洗发水，而且洗的特别频繁，却发现越洗越油，头发也没见长。

其实头皮出油不会导致脱发，清除这些油脂也不能生发。洗发水主要的功能是清洁，想要用它生发不太现实。头皮出油多、出汗多，容易有细菌、真菌滋生，容易有异味，可以用控油洗发水进行清洁，保持头皮的清爽，但是也要注意不能洗的过度了，否则头皮受到刺激反而越来越油。

问：生姜擦头皮、吃何首乌、吃黑芝麻这些方法真的可以生发吗？

答：目前还没有明确的证据能够证明它们对脱发的疗效。

- 生姜擦头皮会让头皮感受到一阵阵"火辣辣"的感觉，给人一种"毛发生长热火朝天"的错觉，但其实生姜直接擦头皮对头皮是一种强烈的、损害性的刺激，有可能造成刺激性的接触性皮炎，反而可能加重雄激素性秃发，因此不值得提倡，不建议尝试。很多含有所谓"生姜提取液"的洗发水等产品，其止脱生发的功效也是缺乏依据，不过洗发水主要功能是洗干净头发，不要奢求洗发水能生发。值得关注的是，有研究发现生姜的提取物6-姜酚反而会抑制毛发生长。

- 何首乌是一种常见中药，但是由于功效复杂，使用不当也有造成肝损伤的风险，如果一定要使用，需要在医生指导下使用，避免不当食用反而对身体造成副作用，甚至不可逆的肝损伤。

- 至于吃黑芝麻，人们往往被芝麻的"黑色"外壳所误导，误以为吃什么就能补什么，吃黑色的食物就可以让头发变黑，长粗长长。其实黑芝麻的成分都是食物中常见的脂肪、蛋白质和维生素等，并没有对头发有特殊营养的成分，也没有能够有效止脱和生发的依据。因此如果喜欢吃，也可以适量食入，如果长期大量食入，要警惕高血脂和脂肪肝。

还有很多其他类似的偏方，需要究其本质来判断，不可盲从。"通过吃某种特定的食物来改善脱发"的说法夸大了食物的"治疗"价值，准确点应该是"平衡、充分的营养是毛发健康的基础"。大部分情况下，保持营养均衡即可。

问：所谓的"防脱发"洗发水或精华真的有用吗？

答：大部分洗护产品并没有经过充分的科学验证，其宣称的防脱生发功效要打问号。

我们理解了前面提到的病因和治疗原理，治疗雄激素性秃发的药品或者产品需要能够有以下功能才有可能起到止脱和生发的作用：抑制DHT和雄激素受体结合发挥作用，杀菌、抗炎，改善毛囊、发干的生长环境，提供能够促进头发生长的营养成分，促进毛囊所在微环境的血氧供给等等。

总体来说，市面上大多数防脱洗发水或精华类产品，虽然可能含有一些中药/植物提取物，但是其防脱生发功效还有待充分的科学验证，要注意甄别。但患者有较严重的脱发症状时，建议采用权威推荐的药物进行专业的治疗，并辅助优质的防脱洗护产品进行配合，加上生活习惯的改善，才能全方位、科学地治疗脱发。

问：雄激素性秃发患者都可以植发吗？

答：不是每个雄激素性秃发患者都适合植发。

毛发移植这种手术技术本身是受国际认可的，非常成熟的，是雄激素性秃发的重要的一种治疗手段，但一定要判断适不适合自己。

毛发移植手术的本质是人体的毛囊资源分布的重新分配，把供区（通常是后枕部和颞部）不受雄激素影响的部位的毛发挪到受区，也就是头顶和前发际线的秃发部位，让视觉外观上得到改善。因此前提是必须要有足够的供区资源。有的雄激素性秃发患者病情发展的太严重，后枕部和颞部能够提供的毛囊资源本来就很少了，而需要修复的前发际线和头顶的秃发面积又太大，就不适合植发，即使植发以后，也得不到很好的外观的改善。

还有一些雄激素性秃发的患者，整个头发都稀疏，后枕部和颞部的毛囊也不健康，这时候即使把后枕部毛囊通过手术取下来挪到了前发际线，这些本身体质不好的毛囊也无法长期健康的生长，会萎缩的，植到前面没几年也会掉，这种情况也不适合植发。

所以雄激素性秃发并不都适合进行植发，一定要到正规医院就诊，明确诊断，并根据每个人的具体情况综合制定治疗方案。

问：雄激素性秃发在植发之后就万事大吉了吗？

答：不是的，雄激素性秃发植发之后还需要长期的药物治疗和"保养"，才能维持发量。

正规医院植发后通常有95%左右甚至更高的毛囊存活率，移植过去的毛囊会进入休止期，其中的头发会陆续脱落，然后再次进入生长期，长出能够长期生长的粗壮的正常的头发，因此植发3~6个月以后，头发外观才能更好地改善，需要耐心等待。

但是一定要注意的是，移植过来的新毛囊对雄激素性不敏感，会持续生长。但是原来就在前发际线和头顶这些脱发部位的"原生发"，还会继续受到双氢睾酮的作用，继续萎缩和脱落，因此，植发之后还需要长期的药物治疗和"保养"，才能维持发量，而非那雄胺、米诺地尔是最常用的维持治疗药物。

另外，药物治疗和植发都是重要的治疗手段，而我们生活习惯的改善也不能被忽视。放松心情、改善睡眠、拒烟拒酒、平衡饮食等都是值得推荐的生活习惯，能够帮助我们更好地维持战果。

撰写：周　城（北京大学人民医院）
审核：张建中（北京大学人民医院）

参考文献

[1] WANG T L, ZHOU C, SHEN Y W, et al. Prevalence of androgenetic alopecia in China: a community-based study in six cities[J]. Br J Dermatol, 2010, 162(4): 843-847.

[2] KRUPA SHANKAR D, CHAKRAVARTHI M, SHILPAKAR R. Male androgenetic alopecia: population-based study in 1,005 subjects[J]. Int J Trichology, 2009, 1(2): 131-133.

[3] 徐峰, 胡瑞铭, 盛友渔, 等. 男性雄激素性秃发危险因素研究[C]. 中国皮肤科医师年会, F, 2012.

[4] STARACE M, ORLANDO G, ALESSANDRINI A, et al. Female Androgenetic Alopecia: An Update on Diagnosis and Management[J]. Am J Clin Dermatol, 2020, 21(1): 69-84.

[5] 宋闯, 周映, 胡莉芳, 等. 雄激素性秃发患者家族遗传史的临床分析研究[J]. 临床皮肤科杂志, 2015, 44(12): 770-773.

[6] LIU N, WANG L H, GUO L L, et al. Chronic restraint stress inhibits hair growth via substance P mediated by reactive oxygen species in mice[J]. PLoS One, 2013, 8(4): e61574.

[7] KAYA ERDOGAN H, BULUR I, KOCATURK E, et al. The role of oxidative stress in early-onset androgenetic alopecia[J]. J Cosmet Dermatol, 2017, 16(4): 527-530.

[8] UPTON J H, HANNEN R F, BAHTA A W, et al. Oxidative stress-associated senescence in dermal papilla cells of men with androgenetic alopecia[J]. J Invest Dermatol, 2015, 135(5): 1244-1252.

[9] PEYRAVIAN N, DEO S, DAUNERT S, et al. The Inflammatory Aspect of Male and Female Pattern Hair Loss[J]. J Inflamm Res, 2020, 13: 879-881.

[10] MARTINEZ-JACOBO L, VILLARREAL-VILLARREAL C D, ORTIZ-LOPEZ R, et al. Genetic and molecular aspects of androgenetic alopecia[J]. Indian J Dermatol Venereol Leprol, 2018, 84(3): 263-268.

[11] HUANG J, RAN Y, PRADHAN S, et al. Investigation on Microecology of Hair Root Fungi in Androgenetic Alopecia Patients[J]. Mycopathologia, 2019, 184(4): 505-515.

[12] HO B S, HO E X P, CHU C W, et al. Microbiome in the hair follicle of androgenetic alopecia patients[J]. PLoS One, 2019, 14(5): e0216330.

[13] KOZICKA K, LUKASIK A, JAWOREK A, et al. The level of stress and the

assessment of selected clinical parameters in patients with androgenetic alopecia[J]. Pol Merkur Lekarski, 2020, 48(288): 427–430.

[14] HUANG C H, FU Y, CHI C C. Health–Related Quality of Life, Depression, and Self–esteem in Patients With Androgenetic Alopecia: A Systematic Review and Meta–analysis[J]. JAMA Dermatol, 2021, 157(8): 963–970.

[15] SALEM A S, IBRAHIM H S, ABDELAZIZ H H, et al. Implications of cigarette smoking on early–onset androgenetic alopecia: A cross–sectional Study[J]. J Cosmet Dermatol, 2021, 20(4): 1318–1324.

[16] 祝行行, 蒋文静, 朱威. 脂溢性皮炎病因机制的研究进展[J]. 实用皮肤病学杂志, 2017, (01): 47–49.

[17] 陈蕾, 范卫新. 营养与脱发[J]. 临床皮肤科杂志, 2010.

[18] SANKE S, SAMUDRALA S, YADAV A, et al. Study of serum vitamin D levels in men with premature androgenetic alopecia[J]. Int J Dermatol, 2020, 59(9): 1113–1116.

[19] LUDWIG E. Androgenetic alopecia[J]. Archives of dermatology, 1977, 113(1): 109.

[20] PRICE V H. Androgenetic alopecia in women[J]. The journal of investigative dermatology Symposium proceedings, 2003, 8(1): 24–27.

[21] OLSEN E A, MESSENGER A G, SHAPIRO J, et al. Evaluation and treatment of male and female pattern hair loss[J]. J Am Acad Dermatol, 2005, 52(2): 301–311.

[22] NORWOOD O T. Male pattern baldness: classification and incidence[J]. Southern medical journal, 1975, 68(11): 1359–1365.

[23] WANG T L, ZHOU C, SHEN Y W, et al. Prevalence of androgenetic alopecia in China: a community–based study in six cities[J]. The British journal of dermatology, 2010, 162(4): 843–847.

[24] HAMILTON J B. Patterned loss of hair in man; types and incidence[J]. Annals of the New York Academy of Sciences, 1951, 53(3): 708–728.

[25] SINCLAIR R. Male pattern androgenetic alopecia[J]. BMJ (Clinical research ed), 1998, 317(7162): 865–869.

[26] KHUMALO N P, JESSOP S, GUMEDZE F, et al. Hairdressing and the prevalence of scalp disease in African adults[J]. The British journal of dermatology, 2007, 157(5): 981–988.

[27] NORWOOD O T. Incidence of female androgenetic alopecia (female pattern alopecia)[J]. Dermatologic surgery : official publication for American Society for Dermatologic Surgery[et al], 2001, 27(1): 53–54.

[28] CHARTIER M B, HOSS D M, GRANT–KELS J M. Approach to the adult female

patient with diffuse nonscarring alopecia[J]. J Am Acad Dermatol, 2002, 47(6): 809-818; quiz 18-20.

[29] OLSEN E A. Female pattern hair loss[J]. J Am Acad Dermatol, 2001, 45(3 Suppl): S70-80.

[30] OLSEN E. Androgenetic alopecia[M]. New York: McGraw-Hill, 1994.

[31] EKMEKCI T R, SAKIZ D, KOSLU A. Occipital involvement in female pattern hair loss: histopathological evidences[J]. Journal of the European Academy of Dermatology and Venereology : JEADV, 2010, 24(3): 299-301.

[32] OLSEN E A, MESSENGER A G, SHAPIRO J, et al. Evaluation and treatment of male and female pattern hair loss[J]. J Am Acad Dermatol, 2005, 52(2): 301-311.

[33] CHARTIER M B, HOSS D M, GRANT-KELS J M. Approach to the adult female patient with diffuse nonscarring alopecia[J]. J Am Acad Dermatol, 2002, 47(6): 809-818; quiz 18-20.

[34] INUI S, NAKAJIMA T, ITAMI S. Scalp dermoscopy of androgenetic alopecia in Asian people[J]. The Journal of dermatology, 2009, 36(2): 82-85.

[35] SEWELL L D, ELSTON D M, DORION R P. "Anisotrichosis": a novel term to describe pattern alopecia[J]. J Am Acad Dermatol, 2007, 56(5): 856.

[36] DE LACHARRIèRE O, DELOCHE C, MISCIALI C, et al. Hair diameter diversity: a clinical sign reflecting the follicle miniaturization[J]. Archives of dermatology, 2001, 137(5): 641-646.

[37] GONZALEZ M E, CANTATORE-FRANCIS J, ORLOW S J. Androgenetic alopecia in the paediatric population: a retrospective review of 57 patients[J]. The British journal of dermatology, 2010, 163(2): 378-385.

[38] PRICE V H. Androgenetic alopecia in women[J]. The journal of investigative dermatology Symposium proceedings, 2003, 8(1): 24-27.

[39] KANTI V, MESSENGER A, DOBOS G, et al. Evidence-based (S3) guideline for the treatment of androgenetic alopecia in women and in men – short version[J]. J Eur Acad Dermatol Venereol, 2018, 32(1): 11-22.

[40] MITEVA M. Alopecia[M]. 北京: 北京大学医学出版社, 2020.

[41] 中华医学会皮肤性病学分会毛发学组. 中国雄激素性秃发诊疗指南[J]. 临床皮肤科杂志, 2014, 43(3): 182-186.

[42] FAMENINI S, SLAUGHT C, DUAN L, et al. Demographics of women with female pattern hair loss and the effectiveness of spironolactone therapy[J]. J Am Acad Dermatol, 2015, 73(4): 705-706.

[43] HUGH RUSHTON D, NORRIS M J, VAN NESTE D. Hair regrowth in male and female pattern hair loss does not involve the conversion of vellus hair to terminal hair[J]. Exp Dermatol, 2016, 25(6): 482–484.

[44] KELLY Y, BLANCO A, TOSTI A. Androgenetic Alopecia: An Update of Treatment Options[J]. Drugs, 2016, 76(14): 1349–1364.

[45] MELLA J M, PERRET M C, MANZOTTI M, et al. Efficacy and safety of finasteride therapy for androgenetic alopecia: a systematic review[J]. Arch Dermatol, 2010, 146(10): 1141–1150.

[46] HIRSHBURG J M, KELSEY P A, THERRIEN C A, et al. Adverse Effects and Safety of 5–alpha Reductase Inhibitors (Finasteride, Dutasteride): A Systematic Review[J]. J Clin Aesthet Dermatol, 2016, 9(7): 56–62.

[47] BLUMEYER A, TOSTI A, MESSENGER A, et al. Evidence–based (S3) guideline for the treatment of androgenetic alopecia in women and in men[J]. J Dtsch Dermatol Ges, 2011, 9 Suppl 6: S1–57.

[48] ZITO P M, RAGGIO B S. Hair Transplantation[M]. StatPearls. Treasure Island (FL). 2021.

[49] KIM T H, KIM N J, YOUN J I. Evaluation of wavelength–dependent hair growth effects on low–level laser therapy: an experimental animal study[J]. Lasers Med Sci, 2015, 30(6): 1703–1709.

[50] SHEEN Y S, FAN S M, CHAN C C, et al. Visible red light enhances physiological anagen entry in vivo and has direct and indirect stimulative effects in vitro[J]. Lasers Surg Med, 2015, 47(1): 50–59.

[51] JAMPA–NGERN S, VIRAVAIDYA–PASUWAT K, SUVANASUTHI S, et al. Effect of laser diode light irradiation on growth capability of human hair follicle dermal papilla cells[J]. Annu Int Conf IEEE Eng Med Biol Soc, 2017, 2017: 3592–3595.

[52] KRAMER M E, KEANEY T C. Systematic review of platelet–rich plasma (PRP) preparation and composition for the treatment of androgenetic alopecia[J]. J Cosmet Dermatol, 2018, 17(5): 666–671.

[53] GUPTA A K, CARVIEL J L. Meta–analysis of efficacy of platelet–rich plasma therapy for androgenetic alopecia[J]. J Dermatolog Treat, 2017, 28(1): 55–58.

[54] CHEN L, ZHANG J, WANG L, et al. The Efficacy and Safety of Finasteride Combined with Topical Minoxidil for Androgenetic Alopecia: A Systematic Review and Meta–analysis[J]. Aesthetic Plast Surg, 2020, 44(3): 962–970.

[55] MANABE M, TSUBOI R, ITAMI S, et al. Guidelines for the diagnosis and treatment

of male-pattern and female-pattern hair loss, 2017 version[J]. J Dermatol, 2018, 45(9): 1031-1043.

[56] 周城, 张建中. 中国雄激素性秃发诊疗指南BASP分型法解读[J]. 皮肤病与性病, 2016, 38(5): 325-327.

[57] LEE W S, LEE H J, CHOI G S, et al. Guidelines for management of androgenetic alopecia based on BASP classification——the Asian Consensus Committee guideline[J]. J Eur Acad Dermatol Venereol, 2013, 27(8): 1026-1034.

[58] MONDAINI N, GONTERO P, GIUBILEI G, et al. Finasteride 5 mg and sexual side effects: how many of these are related to a nocebo phenomenon?[J]. J Sex Med, 2007, 4(6): 1708-1712.

[59] NARASIMHALU C R. Randomized Questionnaire Based Case-Control Research Study on Evaluation of Sexual Function in Indian Patients Taking Oral Finasteride for Androgenetic Alopecia[J]. Dermatol Ther (Heidelb), 2015, 5(4): 231-234.

[60] 侯春, 苗勇, 冀航, 等. 生姜提取物6-姜酚对毛发生长的影响和机制探讨[J]. 中国美容医学, 2016, 25(11): 58-60.

第三章
其他常见毛发疾病

一、斑秃

1.定义及发病情况

斑秃（Alopecia areata，AA）是一种常见的慢性炎症性脱发疾病，脱发为可复性或非瘢痕性，即非永久性。临床上主要表现为头部突然出现边界清楚的圆形或类圆形斑片状脱发，少数患者可发生弥漫性脱发。大部分轻症患者有自愈倾向，但约半数患者会反复发作，且可迁延数年甚至数十年。少数患者病情严重，可累及整个头皮、眉毛和睫毛，甚至全身的被毛。

斑秃的发病无明显的性别差异，可发生于任何年龄段的人群中，尤以青年多见，60岁以上的斑秃初发患者较少见。流行病学研究显示，在不同人群中斑秃的患病率不同，我国约为0.27%；国外约为0.1%~6.9%、终生患病率约1.7%。斑秃患者合并其他自身免疫性疾病的概率大于正常人群，常见的有自身免疫性甲状腺炎、白癜风、1型糖尿病等，合并特应性疾病的发生率也高于正常人群。

2.病因及发病机制

迄今为止，斑秃的病因尚不完全清楚。目前认为斑秃是在遗传易感性的基础上，由神经和精神因素、氧化应激及病毒感染等多种因素的共同协作下，引起多种免疫分子和免疫细胞失衡，导致毛囊免疫豁免状态被破坏而发生的免疫相关性皮肤病。

◎遗传易感性

遗传因素在斑秃的发病中起着重要作用，研究发现有高达42%的斑秃患者的一级亲属中有斑秃病史，约有2%或3%的斑秃患者中至少有一个孩子或兄弟/姐妹患有此病，而斑秃患者的孩子患有此病的风险约为0.6%；同卵双生子共同患病率约55%。全基因组关联研究（Genome-wide association study，GWAS）发现斑秃与多个易感基因相关联，包括HLA、ULBP、CTLA-4、Treg、IL-2/IL-21、PTPN22等。其中 HLA-DR 是斑秃发病的关键致病因素，而 HLA-DRB1*03 可能是斑秃发病的保护性因子。PTPN22基因相关位点的多态性与斑秃的易感性呈显著相关，且与重型斑秃的发生有关。 GWAS的结果给临床治疗新药的发现和使用提供了理论根据，如JAK抑制剂。

另外，GWAS研究还发现IL-13在斑秃患者中的表达升高，有可能是斑秃的易感位点。结合临床特点，斑秃患者合并特应性疾病尤其是特应性皮炎（Atopic dermatitis，AD）的概率比较高，特应性素质可能与斑秃的发生和预后相关。另外，多个研究发现Th2型相关细胞因子（如IL-4、IL-13、CCL17、TARC等）在斑秃患者中均有升高，尤其是TARC，可能是斑秃病情活动度的标记之一。更有趣的是，2014年以来，JAK抑制剂成功治疗多例重症斑秃，尤其是合并特应性皮炎患者。因此，Th2型免疫反应在斑秃发病中的作用日益受到重视。

◎毛囊免疫豁免状态的破坏及免疫失衡

研究表明，主要组织相容性复合物（Major histocompatibility complex，MHC）I类和II类抗原在毛囊处的表达水平很低，可屏蔽毛囊自身抗原，保护毛球不被自身免疫反应所攻击，所以毛囊被认为是人体免疫豁免器官之一。目前大部分研究认为，斑秃是由Th1细胞介导的免疫反应，尤其是CD8+NKG2D+T细胞作为主要效应细胞的、针对生长期毛囊的疾病。CD_8^+T细胞的炎症浸润程度和病情严重程度呈正相关关系，而CD_4^+T细胞辅助CD_8^+T细胞起作用。IFN-γ作为一种强效的退行期诱导因子，可通过上调毛囊上皮MHC-I类抗原的表达，破坏毛囊的免疫豁免状态。在某些非特异性的刺激（如感染和局部创伤等）的影响下，助炎因子（如IFN-γ和TNF-α等）的释放增加，并暴露原本被屏蔽的毛囊自身抗原，导致生长期毛球部浸润性的朗格汉斯细胞及淋巴细胞数量增加，吸引CD_8^+T细胞前来识别毛囊自身抗原，破坏毛囊上皮细胞，产生自身免疫反应，导致斑秃发病。另外，还有研究发现斑秃患者中存在Th17及Treg细胞的表达异常，提示Th17/Treg细胞失衡及相关细胞因子均可能参与了斑秃的发生。

此外，心理、社会因素、精神因素等应激事件也可能在斑秃发病中起着重要的诱导作用。

3.临床表现

斑秃的典型临床表现是头部突然出现的边界清晰的、圆形或类圆形、大小不等的非瘢痕性脱发斑，无明显自觉症状。脱发斑处皮肤外观基本正常，可单发或多发，也可累及其他部分毛发，如眉毛、睫毛、胡须、阴毛、腋毛以及体毛。斑秃患者通常无明显自觉症状，仅有少数患者可出现轻度头皮瘙痒感/紧绷感。部分斑秃患者，尤其是病情严重者可伴有指（趾）甲改变，如多发性甲凹点、点状白甲和甲纵嵴等。极少数患者可发生单纯脱眉或胡须脱落，容易误诊。

◎斑秃类型

根据患者的临床表现，斑秃的头部脱发可分为以下七个类型：

1. 斑片型：可为单发（图3-1A）或多发（图3-1B），表现为圆形或类圆形、边界清楚的脱发斑。通常来说脱发斑面积小者易于恢复。

2. 网状型：常由多发斑片型发展而来，脱发斑多且密，部分融合呈网状表现（图3-1C）。

3. 匐行型：也称带状型（图3-1D），主要发生于发际线部位，脱发斑突破发际线边缘，常常对治疗的反应差，预后不好。

4. 中央型或反匐行型：以冠状区头皮受累为主，与匐行型表现相反（图3-1E）。

5. 弥漫型：整个头皮弥漫性受累，多为急性病程，通常在旧发完全脱落之前已有新发生长，亦可有小的斑片状脱发，预后相对较好（图3-1F）。

6. 全秃：全头所有毛发均脱落，无终毛生长（图3-1G）。

7. 普秃：全身毛发均脱落（图3-1G）。

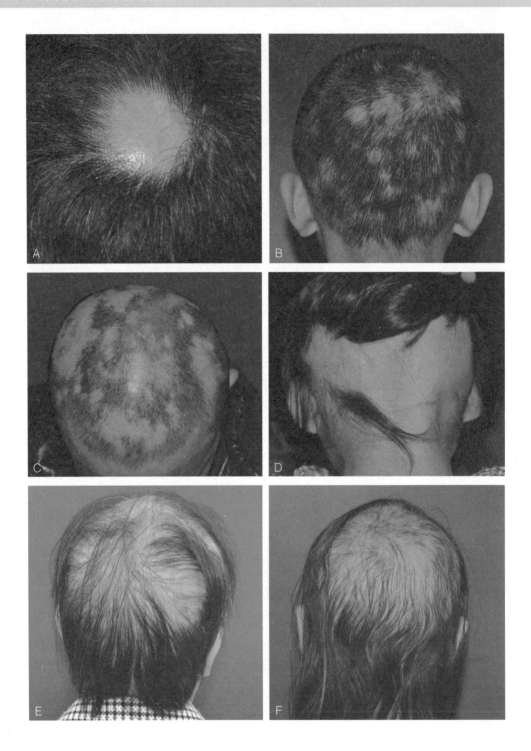

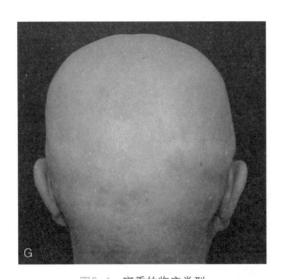

图3-1 斑秃的临床类型

（A：单发斑片型；B：多发斑片型；C：网状型；D：匐行型；E：中央型；F：弥漫型；G：全/普秃）

◎皮肤镜征象

斑秃的特征性皮肤镜征象有"感叹号发"及毛干粗细不均。前者表现为近头皮处毛干逐渐变细，伴有色素减少，形成上粗下细的感叹号形态。后者是指在同一根毛干的不同部位，其直径粗细也不同、不均匀，多发生于斑秃的急性病变过程，与近期内毛囊营养不良有关。其他皮肤镜征象有黑点征、断发、黄点征、短毳毛（长度<10mm）、圈状发、白点征、新生短发等。目前认为"感叹号发"、黑点征及断发与疾病活动性呈正相关关系，即处于进展期，需要积极治疗。而当上述征象消失且有新生短发出现时，提示斑秃的炎症过程已经缓解，毛囊进入生长期。

◎病情发展阶段

根据斑秃病情的发展，可分三个阶段：

· 进展期：也称为活动期。是指脱发斑继续扩大或数量增加，肉眼或皮肤镜下可见有"感叹号发"、断发、黑点及毛干粗细不均的表现，脱发区边缘拉发试验呈阳性。

- 稳定期：也称为静止期。是指脱发停止，拉发试验呈阴性，大多数局限性斑秃患者在发病3~4个月后可进入恢复期。
- 恢复期：是指脱发区有新生毛发长出，最初为纤细、柔软及色浅的细发，逐渐转变为黑色毛发。

◎病情评估

对于斑秃病情的评估，不仅要看斑秃的类型、病情所处的阶段，还要对患者的脱发面积及其他部位受累情况进行评估，综合考虑。目前主流的斑秃病情严重程度评估方法，是参考美国斑秃评估指南所推荐的SALT（Severity of Alopecia Tool）法进行的。SALT评分法是根据脱发面积占整个头部面积的比例（S）、头部以外体毛脱落的程度（B）、以及甲受累情况（N）来进行。

S是指头发脱落情况。S0无头发脱落；S1头发脱落<25%；S2头发脱落25%~49%；S3头发脱落50%~74%；S4头发脱落75%~99%（S4a为头发脱落75%~95%，S4b头发脱落 96%~99%）；S5头发脱落100%。其中脱发面积<25%（S1）被认为是轻度脱发，脱发面积25%~49%（S2）被认为是中度脱发，脱发面积≥50%（S3~S5）被认为是重度脱发。

B是指头发以外，其他体毛的脱落情况。B0为除头发以外，其他体毛均无脱落；B1为除头发以外，有部分体毛脱落；B2为全身体毛全部脱落。

N是指甲受累情况。N0为无甲受累；N1为有部分甲受累；N1a为20个甲营养不良（必须是20个甲全部受累）。

4. 诊断与鉴别诊断

根据典型的临床表现（头部突然出现的边界清晰、圆形或类圆形、大小不等的非瘢痕性脱发斑）和特异性皮肤镜征象（"感叹号发"及毛干粗细不均），一般来说，斑秃的诊断不难。但当斑秃患者表现不典型时，就需要与其他脱发疾病进行鉴别，必要时可行相应辅助检查，如实验室检查及组织病理学检查来协诊。

◎斑片型斑秃、全/普秃的鉴别诊断

- 拔毛癖：也常表现为单个或多个不完全性脱发斑，且脱发斑的形状常不规则、形态各异，边缘不齐，可见大量断端卷曲或分叉的断发、黑点征及头皮出血点。患者以儿童多见，女性多于男性，患者往往有拔除毛发、摩擦毛发等物理行为，有强迫症、焦虑症的倾向，属于心理疾患范畴。皮损处的组织病理学亦具有特征性表现（退行期毛囊增多、色素管型、毛软化、毛囊周围出血）。

- 头癣：好发于儿童，除斑片状脱发外，头皮还可见有红斑、结痂及鳞屑等改变，断发中可检出真菌，往往与接触动物有关。

- 瘢痕性秃发：可由多种原因引起，导致毛囊上皮被结缔组织所代替的终末期表现，常表现为毛囊开口消失、受累区域头皮萎缩变薄的局限性、永久性的秃发。可见于盘状红斑狼疮、毛发扁平苔藓、局限性硬皮病及秃发性毛囊炎等患者。此外，头皮的物理或化学性损伤、感染等也可以引起瘢痕性秃发。

- 梅毒性脱发：梅毒性脱发是二期梅毒的临床表现之一，其皮肤镜表现及组织病理学表现与斑秃相似，但缺乏斑秃的特异性皮肤镜征象（"感叹号发"）。梅毒性脱发临床上往往表现为多发的、虫蚀状小脱发斑，辅助检查示血清梅毒特异性抗体阳性，并可伴随其他二期梅毒的皮肤表现。

- 先天性秃发：儿童斑秃需与先天性秃发相鉴别。与儿童斑秃一般刚出生时毛发正常，但到儿童期开始后出现斑片状脱发不同的是，先天性秃发患者发病更早，往往在刚出生时或出生后不久即发病。具体表现为无毛发生长或毛发稀疏，可局部或全身毛发均受累，可有毛干异常，如念珠状发和羊毛状发等，部分患者可并发外胚叶发育异常。

◎弥漫型斑秃的鉴别诊断

- 女性型秃发：即雄激素性秃发，病程进展缓慢，以额部及顶部毛发变稀为主，脱发量往往并不大，拉发试验阴性，皮肤镜下未见有断发、黑点征或"感叹号发"的改变。

- 急性休止期脱发：各种营养不良、内分泌疾病、精神因素以及节食减肥等均可导致休止期脱发，常为弥漫性脱发，部分患者可有拉发试验阳性，但一般皮肤镜下未见有断发、黑点征或"感叹号发"的改变。

· **生长期脱发**：是指由药物（如化疗药等)引起的弥漫性、非瘢痕性脱发，临床上需要和急性弥漫型斑秃相鉴别，拉发试验可为阳性，皮肤镜下未见有斑秃的特异性皮肤镜征象。

5. 治疗方法

目前斑秃无特异性治疗方法，而且因其病因不清，尚无根治的方法，即不能预防或避免斑秃的复发。患者需在临床医生的指导下，综合选择合适的治疗方法来控制病情的进展，促进毛发再生，达到美容的标准。影响斑秃疗效的因素有以下方面：患者年龄及发病年龄、病程、病情严重程度、合并症等。其中患者发病年龄小、病程长、伴有甲受累、合并特应性皮炎等是预示疗效欠佳的因素，而患者发病年龄较大、病程短、脱发面积小则是预示疗效较好的因素。

由于斑秃影响了患者的形象，给患者造成严重的心理负担和带来较多的负面情绪，因此心理治疗在本病的治疗中具有重要作用。患者对治疗效果的期望要合理，不能过高。治疗过程中要注意按时复诊、规范用药，停药不能过早、需遵医嘱。对于多种治疗方法均失败的重症、复发性斑秃患者，应了解"放弃治疗并不等于放弃希望"，选择合适的遮饰工具，也是一种有效的方法。

◎一般治疗

由于心理社会因素、精神等应激事件也参与了斑秃的发病，因此，患者应避免精神紧张、焦虑，缓解精神压力。在对本病有正确认识的基础上，保持乐观的心态、健康的生活方式和充足的睡眠，饮食均衡，适当参加体育锻炼，避免劳累。若患者合并其他疾病，如特应性皮炎、白癜风、1型糖尿病等，应同时积极治疗合并的疾病。

◎局部治疗

局部外用糖皮质激素

糖皮质激素是治疗轻中度斑秃的主要外用药物，常用药物包括糠酸莫米松、卤米松及丙酸氯倍他索等强效或超强效外用糖皮质激素。剂型方面以搽剂为首选，乳膏、凝胶及泡沫剂也可使用。建议患者可将外用的糖皮质激素涂抹于脱发部位及周围活动性区域，1~2次/天。

对于脱发面积较大的小儿重症斑秃患者，首选疗法是强效糖皮质激素封包治疗，具体操作方法如下：临睡前先用尖木梳刮脱发斑处，意在破坏皮肤屏障，然后将强效糖皮质激素乳膏外涂于头部患处，稍作按摩后，戴上塑料浴帽封包过夜；每周连续使用6天，停用1天；2岁以下儿童用量和次数应相应减少。治疗1~2个月待小毳毛长出后，逐渐减少连续使用的天数，至每周连用3天或2天，停用1天，或隔天使用，治疗时间一般需要半年以上。若治疗3~4个月后仍未见疗效，应调整治疗方案。

本疗法的不良反应主要为皮肤萎缩变薄、毛细血管扩张、毛囊炎、多毛及头皮色素减退等，停药后大部分不良反应可缓解，无须特殊处理。但需注意的是，小儿斑秃患者在使用强效糖皮质激素封包治疗前、治疗期间及治疗后均应定期监测眼压，警惕青光眼的发生。

皮损内注射糖皮质激素

脱发面积较小（S1~S2）的成人斑秃患者，如单发斑片型或数目较少的多发斑片型斑秃患者，可将皮损内注射糖皮质激素作为首选治疗方案。本疗法常用药物有复方倍他米松注射液和曲安奈德注射液，其中复方倍他米松注射液每3~4周注射1次，曲安奈德注射液每2~3周注射1次，可重复数次。注射时需适当稀释药物，皮损内多点注射，深度到达真皮深层至皮下脂肪浅层。眉毛区域局部注射时，其浓度应低于头皮。如治疗3个月内仍无毛发生长，即应停止注射。

本疗法优点是皮损局部的药物浓度高，而系统性副作用少。不良反应主要为局部皮肤萎缩、毛发可能呈簇状发生长、毛囊炎及头皮色素减退等，大部分可自行缓解，但局部皮肤萎缩往往是不可逆的。

局部接触性免疫疗法

本疗法适用于病程长、其他治疗效果不佳的重型斑秃患者（S3~S5的多发斑片型、全秃和普秃）。本疗法是在斑秃患者的头皮（或眉毛）上使用接触致敏剂，通过诱导和周期性诱导形成变应性接触性皮炎的方法起效。接触致敏剂主要是二苯基环丙烯酮（Diphenylcyclopropenone，DPCP）和方酸二丁酯（Squaric acid dibutyl ester，SADBE）。由于这两种接触致敏剂目前尚未获得美国食品和药物管理局批准，也未获中国国家食品与药品监督管理局批准，若要应用，应取得医院伦理委员会同意及患者签署书面知情同意书后才可谨慎应用，并在应用期间密切监测有无不良反应，及时治疗。

以DPCP为例，其主要操作方法如下：首先用质量分数为2%的DPCP丙酮溶液外搽耳后约2cm×2cm大小的头皮以致敏，2周后开始治疗，依据搽药后反应每1~2周搽药1次。用质量分数为0.001%的DPCP丙酮溶液外搽于一侧头皮（以对侧头皮作为治疗的空白对照），以后逐渐增加浓度，以出现红斑和轻度瘙痒的浓度为维持浓度。当确认治疗侧头发开始再生后整个头部开始用药。患者每次用药后48小时内头皮避光及避免洗头。如超过6个月后仍未见毛发生长，建议其考虑放弃治疗。有效率大约为30%~61%，复发后再治疗有效率为63.2%。本疗法不良反应较多，主要为局部和系统性接触性皮炎、局部淋巴结增大、皮肤色素沉着或减退、发热和继发性白癜风等，严重者需要停药，并对症治疗。

外用米诺地尔

外用米诺地尔适用于稳定期及脱发面积较小的斑秃患者，常需与其他治疗联合使用，不能单独用于活动期的患者。目前市面上外用米诺地尔的浓度一般为2%和5%。临床经验发现，5%米诺地尔的治疗效果可能更好，但其不良反应相对也更常见，主要是局部刺激反应和多毛，但停药后可自行恢复，无须特殊处理；偶有过敏反应，这时需对症治疗，同时进行鉴别分析，判断是米诺地尔本身过敏还是溶液所含丙二醇成分过敏，后者可尝试更换使用不含丙二醇的米诺地尔泡沫制剂治疗。

◎系统治疗

糖皮质激素

对于急性活动期和脱发面积较大的中、重度成人斑秃患者（S3~S5的多发斑片型、全秃和普秃），可考虑使用系统性糖皮质激素治疗，给药方式包括口服或肌肉注射。口服中小剂量的糖皮质激素，如泼尼松 ≤0.5mg/（kg·d），通常需要治疗1~2个月才起效，待毛发长出后按初始剂量维持2~4周，然后逐渐减药直至停用，有学者建议使用时间不要超过半年。肌肉注射长效糖皮质激素（如复方倍他米松注射液），每3~4周治疗1次，每次用量为1mL，可根据病情连续注射3~4次，一般在注射第2次或第3次就可见到小毳毛生长，停药指征是脱发部位均有新生毛发生长，而且比较均匀，且皮肤镜下无断发、感叹号发和黑点。

系统性使用糖皮质激素常可在短期内获得较好的疗效，但若激素减量过快或停药后，脱发的复发率也较高，因此应缓慢减药。若病情需要，小剂量糖皮质激素（泼尼松<7.5mg/d）可在密切随访下，维持更长疗程。应注意防治长期系统性使用糖皮质激素带来的不良反应，并及时调整治疗方案。若系统性使用糖皮质激素3~6个月后无明显疗效，应停用。对于儿童斑秃患者，临床医生应在跟患者的法定监护人充分沟通解释本疗法可能的风险及获益，并签署知情同意书后，酌情谨慎使用系统性糖皮质激素治疗。

免疫抑制剂

虽然免疫抑制剂对一部分斑秃患者治疗有效，但因其不良反应相对较多、费用不便宜以及停药后复发率高等问题，免疫抑制剂不作为临床一线药物使用。若在患者斑秃病情较重、或不宜系统性使用糖皮质激素、或对糖皮质激素治疗无效的情况下，患者可考虑酌情使用，主要药物有环孢素A、甲氨蝶呤，也可联合小剂量糖皮质激素治疗。治疗期间应注意监测血药浓度及不良反应，及时调整治疗方案，并不提倡长期使用。

◎新型免疫治疗药物

小分子药物

近年来，JAK 抑制剂的出现是斑秃治疗的重大突破性进展。目前已上市的JAK 抑制剂有托法替布、巴瑞替尼及芦可替尼。至今已有多项开放性试验、系列病例研究和病例报道均表明托法替布和芦可替尼能有效治疗斑秃，且不良反应较轻，以上呼吸道感染、头痛和痤疮等最常见。此外，还有其他多种用于治疗重度斑秃的口服新型JAK 抑制剂处于上市前的药物临床试验阶段，如TYK2/JAK1抑制剂（PF06700841）和JAK3/TEC 抑制剂（PF06651600，ritlecitinib），CTP543和ATI501 等，目前所披露的研究结果喜人。

除了口服JAK抑制剂外，也有报道示局部使用JAK抑制剂可恢复毛发再生，且耐受性良好，虽然疗效不如外用超强效糖皮质激素，但也不失为某些脱发面积小的斑秃患者的一种安全的治疗选择。

生物制剂

随着生物制剂的研发和临床应用的探索，多种生物制剂也被尝试用于斑秃的治疗中，如IL-12/IL-23抑制剂（如Ustekinumab）、Th2细胞因子抑制剂（如拮抗IL-4/IL-13的度普利尤单抗（Dupilumab）和拮抗IL-13的全人IgG4单克隆抗体的（Tralokinumab））、Th17抑制剂（如Secukinumab）、可溶性CTLA-4（如Abatacept）及小剂量IL-2。既往有病例报道示并发特应性皮炎的斑秃患者应用Dupilumab治疗后，这两种疾病均得到明显改变，但也有其他报道得出相反的结果。究竟该药对斑秃的影响是怎样的，有待Dupilumab治疗斑秃的相关系列临床试验结果出来后，进一步分析。

◎ **其他治疗方式**

除了上述药物治疗外，口服抗组胺药物和复方甘草酸苷、外用前列腺素类似物、使用补骨脂素长波紫外线、窄谱中波紫外线、308nm准分子激光、低能量激光及点阵激光等药物及治疗方法均有见于斑秃治疗的报道中，通常与其他治疗方式联合应用，但其疗效及安全性还有待进一步评估。

◎ **中医辨证施治**

中医可作为斑秃的替代治疗方案。目前中医药治疗斑秃的方法有很多，主要包括有中医内治和中医外治，建议患者采用中医内外治相结合的方法，辨证施治。此外，在治疗时除了辨证论治外，还需注重调节精神，规律作息，适当体育锻炼，以增强体质。

◎ **不治疗及遮饰**

由于有30%~50%的轻症斑秃患者可以在1年内自愈，尤其是脱发面积小（S1）的患者，因此并不是所有患者都需要接受药物治疗。患者可通过调节精神、舒缓压力等生活方式的调整后获得自愈的可能。但需要注意的是，患者若选择暂不接受药物治疗后，在观察期间若病情加重，需要及时调整方案，避免导致重症斑秃或慢性斑秃。

而对于那些重症斑秃患者（脱发面积大、病程长、无自愈倾向，且对药物治疗效果差），经权衡治疗的利弊后，有时候放弃药物治疗也是一种选择，可建议患者戴假发、织发、发片、头巾等进行遮饰，而纹眉术可用于填补缺失的眉毛，减少疾病对美容的影响。

问：斑秃是"鬼剃头"吗？

答：是的，但不是被鬼剃的头。

斑秃，在民间也被称为"鬼剃头"，通常是指原来好好的头发突然出现了成块的脱落，露出头皮，严重影响了个人形象，给患者造成了心理负担。正如我们前面所提到的，斑秃的终生患病率约为1.7%，无性别差异。虽然在任何年龄段斑秃均可发生，但大部分患者在40岁前发病，而早发型患者（发病年龄在5~10岁）更容易出现重症斑秃，如全秃、普秃等。现在认为斑秃的发生，是因为在某些非特异性的刺激的影响下，助炎因子释放增加，被屏蔽的毛囊自身抗原暴露，导致生长期毛球部浸润性的朗格汉斯细胞及淋巴细胞数量增加，吸引CD_8^+T细胞前来识别毛囊自身抗原，破坏毛囊上皮细胞，产生自身免疫反应，毛囊提前进入退行期及休止期，突然出现局限性脱发斑，而不是真的是"鬼剃头"哦。

问：斑秃会传染吗？

答：不会。放心，斑秃是不会传染的。

目前认为斑秃是一种自身免疫性疾病，而不是传染病，跟遗传因素有关，而不是感染因素有关，因此，斑秃不会传染。但人们往往会发现，一起生活工作的人，发生斑秃的概率也会随之增加，然后就在担心，斑秃会传染？其实这种情况出现的原因有可能是：

• 在一起生活的家人们，他们有相似的遗传背景，而遗传因素在斑秃的发病中有重要作用。具体表现在同卵双生子共同患病率超50%，目前已发现多个基因位点与斑秃发病及病情严重度有关，这些都会增加斑秃患者家人们的患病风险。此外，若家人中有斑秃患者，家庭中的紧张氛围可能会陡然加重，给非斑秃的家人造成较大的心理压力的负面影响，有可能会导致其发病。

- 在一起工作的同事们，他们处于相似的工作环境中，工作氛围及压力程度有一定的相似性。目前研究发现心理社会因素的刺激在斑秃发病中起着重要的诱发作用，尤其是轻型斑秃患者，他们发病前的精神压力高于重型斑秃患者。因此，当一个同事出现斑秃时，其他同事有可能会出现"传染式"的斑秃发病。

其实当我们知道斑秃发病的病因有哪些，这些"谣言"不攻自破。若出现了斑秃，不必惊慌及害怕，及时到专业医疗机构咨询，接受科学的治疗。

问：作为斑秃患者或家属，在治疗中应该注意什么？

答：首先不要焦虑、勿熬夜，最好戒烟酒，注意不要有感冒等感染。然后注意遵守斑秃疗程，按时复诊，不能自行提早停药。不少患者在治疗中不按时就诊，推迟复诊，这样长效激素失效前没有及时补充剂量，引起脱发的头皮炎症不能很好地清除，脱发复发会很快到来。另外，少数全/普秃患者治疗后看到头发新生很高兴，以为大功告成，自行提早中断治疗。殊不知，发际线处尤其是耳后、枕下头发边缘处毛发未全部恢复，会导致脱发病情很快反扑，"星星之火可以燎原"。

问：斑秃可以彻底治好吗？

答：目前尚没有可以彻底治好斑秃的方法。

2019年的《中国斑秃诊疗指南》中明确指出，"斑秃的治疗目的是控制病情进展、促使毛发再生、预防或减少复发，提高患者生活质量"。由此可见，斑秃的治疗不是以根治为目的的，而且至今尚无根治斑秃的有效方法。通过对斑秃的病因及发病机制的研究发现，免疫基因异常是斑秃发病的重要基础，大部分易感基因和外界因素的相互作用决定了斑秃的发生，而少部分修饰基因可能通过决定炎症反应的强弱从而影响临床的转归。目前斑秃的治疗方法主要是通过药物来抑制炎症反应的强度，调整免疫细胞及免疫分子的失衡状态，恢复毛囊免疫豁免状态来起作用的。由此可见，这些治疗方法均未涉及基因治疗，所以是不能达到彻底治疗斑秃的目的。

相反，我们需要知道的一个事实就是，斑秃是一种可以治疗的，但复发率也很高的疾病，任何有效的治疗方法均不能防止斑秃的复发。小儿重型斑秃患者治疗后的复发率可高达44.7%，成人重型斑秃患者接受肌肉注射长效糖皮质激素治疗后的复发率高达40.0%。对于这些复发的患者，若不影响整体形象和美观，不需要太过于积极治疗，可以根据复发的情况，合理选择适当的治疗方案。同时做好病情沟通和心理疏导。

问：斑秃能够自愈吗？

答：部分轻症斑秃患者能够自愈。

斑秃的预后因人而异。总体来说，轻度斑秃患者大部分可自愈或在治疗后痊愈，部分斑秃患者呈缓解与复发交替出现的状态，部分斑秃患者脱发呈逐步加重，最后形成终生秃发的状态。在欧美国家，34%~50%的轻症斑秃患者可在1年内自愈，而14%~25%的患者病情持续或发展到全秃或普秃状态。脱发面积越小，患者自然恢复率越高。而当患者呈全秃及普秃时，其自然恢复率很低，少于10%。一般斑秃病程>2年的患者，对治疗的反应差，预后不好。所以当患者脱发面积小于5%且病程较短时，可以暂不接受药物治疗，通过生活方式的调整和精神调节后观察有无自愈的可能。若在观察期间病情出现加重，需要及时调整方案，避免导致重症斑秃或慢性斑秃，影响预后。

（本节照片由撰写医生提供）

撰写：叶艳婷、章星琪（中山大学附属第一医院）

审核：杨勤萍（复旦大学附属华山医院）

二、休止期脱发

1.定义及发病情况

或许很多人对"休止期脱发"这个病名十分陌生，但实际上，这种疾病和雄激素性秃发、斑秃一样，都是临床中较为常见的脱发疾病。

休止期脱发是一种弥漫性非瘢痕性脱发，临床上表现为短暂性或慢性头发脱落。是由于在一定刺激因素下，毛囊周期发生异常，导致正常生长的毛发提前进入休眠状态，最终过早脱落。

休止期脱发在人群中的发病率尚不明确，也没有特殊的好发种族或人种，前往医院就诊的患者以女性居多。根据病程长短，可将休止期脱发分为急性和慢性。急性休止期脱发的病程通常在6个月以内，任何年龄段均可发病，婴儿和儿童也不例外。慢性休止期脱发比急性休止期脱发少见得多，患者病程往往大于6个月，甚至持续数年，多见于30~60岁的女性。

2. 病因及发病机制

休止期脱发的发病与毛发周期出现异常密切相关。正如人会经历生、老、病、死，毛发的生长也并非"源源不断""永无止境"，而是存在一定的周期性生长和脱落。了解正常毛发生长周期的规律，可有助于进一步理解休止期脱发的疾病特征。

毛发周期通常被分为三个阶段，即生长阶段（生长期）、退化阶段（退行期）和休眠阶段（休止期）。（1）生长期：新生的毛发会以恒定的速度持续生长，毛发纤维逐渐变长。人体不同部位的毛发生长期长短各不相同，生长速度也不尽相同。头发的生长期最长，约为3~5年，生长速度也相对较快，约为0.3mm/d。而眉毛生长期仅为2~3个月，生长速度只有头发的1/3（0.1mm/d）。（2）退行期：生长期结束后，毛囊进入短暂的退行期。人类头皮毛囊退行期约为3周，在这段时间里毛囊逐步退化，毛发不再生长。（3）休止期：毛囊完成退化后便进入休眠状态，等待下一生长周期的开始，这段时间就是我们所说的休止期。正常毛囊的休止期持续约2~3个月，此时退化的毛囊停止活动，但旧的毛发纤维仍留存在其内。在新的生长周期伊始，毛囊重新苏醒时，上一周期"已死"的毛发便会自行脱落。

人类的毛发数量是基本恒定的，但毛发生长周期并不同步，每个正常的毛囊都是一个独立的个体，各自循环往复地生长和脱落，周而复始，互不影响。无论何时，都有约86%的毛发处于生长期，1%处于退行期，13%处于休止期。也就是说，正常情况下，我们每天都会有一定量的头发脱落，也会有一定量的头发生长，毛发的总量保持一种动态平衡，并不会像秋天的落叶一样，在特定时间内大量脱落，使头皮变成冬天光秃秃的树丫。

那么，究竟每天脱落多少根头发属于正常的呢？一般而言，健康成年人的头发平均在10万根左右，其中若10%左右处于休止期的话，大约是1万根。每根头发的休止期大概为100天左右。也就是说，处于休止期的1万根头发在100天内会全部脱落，平均下来，大概每天脱落100根左右。所以每天脱落的毛发数量在100根以内的话，认为是正常的。

100根？这个数字看起来似乎十分庞大，但实际上，这些正常的脱发分散在睡觉、工作等各个时段，掉下的头发也散落在生活中的各个角落，因而通常不易察觉。梳头、洗澡时会发现脱落的头发略有增多，是因为梳理或清洁时的物理牵拉，使本该后两天"自然脱落"的头发"提前脱落"而已，头发总量并不会因此而变得稀疏。

如果相当多比例的生长期毛囊由于某些原因停止生长，进入休眠状态（休止期），便会发生休止期脱发，导致明显的毛发脱落。据估计，在休止期脱发中，7%~35%本应该处于生长期的毛囊会提前进入休止期。

目前，休止期脱发的具体发病机制尚不明确。许多毛发专家认为，一些特殊的刺激可影响生长期毛囊，从而导致毛囊周期发生变化。主要包括以下两种情况：

其一，某些异常刺激使生长期毛囊受损，提前进入休止期，导致脱发。常见的诱因包括高烧、手术创伤、心理压力、过度节食和特殊药物。生长期的毛囊在这些刺激因素的作用下进入退行期，随后进入休止期，在2~3个月后发生脱发。

其二，某些刺激因素可延长毛囊生长期，阻止其转化进入退行期。当这种长期维持毛囊处于生长期的特殊因素在短时间内撤退消失时，大量生长期毛囊便会一起进入退行期和休止期，随后导致脱发。产后休止期脱发便是这种情况。怀孕期间，孕妇体内的高水平雌激素使毛囊生长期延长，生长期毛发比例增加，掉发减少。产后女性体内激素发生剧烈变化，雌激素水平迅速降低，大量因雌激素而维持在生长期的"超期服役"的毛囊失去"后台支撑"，集中进入休止期，最终导致2~3个月后大量毛发脱落。

导致休止期脱发的诱发因素可以简要分类如下：

· 生理因素：产后脱发等。

· 刺激：严重发热性疾病、重伤或手术创伤、心理应激、饥饿及节食等。

· 药物：口服避孕药、抗甲状腺药、降脂药、β 受体阻滞剂，维甲酸类药物等。

· 内分泌：甲状腺功能异常（亢进或减退）。

· 器官功能障碍：肾功能不全、肝功能不全等。

· 营养：缺铁性贫血、锌缺乏症、营养不良等。

· 局部刺激：染发、日光暴晒等。

· 其他疾病：梅毒、系统性红斑狼疮等。

急性休止期脱发通常出现在诱因发生后的2~3个月内，约有2/3的急性休止期脱发患者可以追查出明确的发病诱因。只要能够去除诱发因素，3~6个月毛发便可停止脱落，恢复正常生长状态。但有约1/3的患者无法排查出诱因。

当休止期脱发持续超过6个月时，则为慢性休止期脱发。慢性休止期脱发可能与长期或反复刺激相关，常见病因主要为甲状腺疾病、缺铁性贫血、营养不良等慢性疾病。人体内维生素D或血清铁蛋白水平过低可能是慢性休止期脱发发病的相关因素，但相关研究的证据尚不充分。也有一些患者为原发性慢性休止期脱发，病因不明。

3.临床表现与诊断

休止期脱发最主要的临床表现是急性或慢性的头发脱落增加，毛发密度减少（图3-2、图3-3）。许多患者会突然发现自己掉落的头发比平时明显增多，尤其是梳头或洗澡时，甚至每日脱发量可达近千根。特点是全头皮弥漫性的毛发脱落，但不会形成一块块界限分明的秃发斑。相较其他部位，双侧颞部的毛发密度减少更加明显。虽然头发的密度较正常减少，但头发的直径粗细并不会发生异常改变。

需要注意的是，休止期脱发可能合并先前存在但不明显的其他毛发脱落疾病。例如早期男性雄激素性秃发或女性型脱发（既往称之为女性雄激素性秃发）。除头发外，休止期脱发也可能会伴有全身其他部位体毛的脱落。

休止期脱发的诊断主要依据病史、体格检查和相关的辅助检查结果。

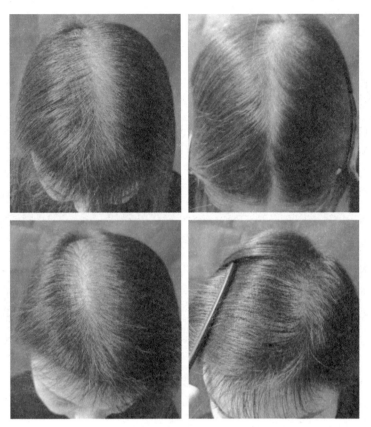

图3-2 休止期脱发表现全头皮毛发弥漫稀疏

（此患者女性，33岁，因"脱发1月余，每天脱发数量超过200根，发量较前减少约40%"就诊。发病前3个月有减肥史，3个月内减重10kg）

◎病史

在生理或心理应激情况发生的2~3个月后出现弥漫性脱发，且无瘙痒等自觉症状，应考虑休止期脱发的可能。急性休止期脱发的患者通常脱发量突然增加，在扫地或洗澡时发现大团的头发，或者梳头时发现自己的长发马尾较过去变细，或发现腋毛等其他体毛脱落增加。如果总是感觉自己的头发难以留长，则需考虑慢性休止期脱发的可能。

◎体格检查

体格检查主要包括头皮毛发检查及全身检查。如果没有合并其他头皮或毛发

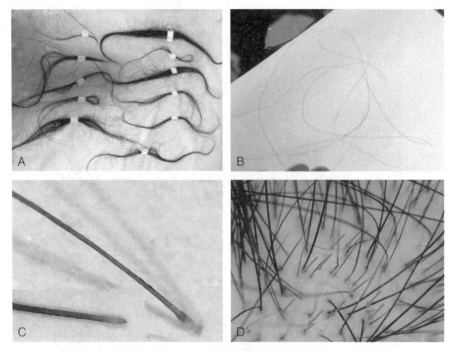

图3-3　休止期脱发的部分检查结果

（A：患者收集的每天脱落的头发；B：拉发试验阳性。C：皮肤镜下观察，拉下毛发的近端
呈杵状；D：皮肤镜下观察，毛发稀疏，可见多量直立新生发。）

疾病，休止期脱发患者头皮通常与正常人无异，不会出现炎症、瘢痕、鳞屑、脓疱等表现。全身检查可帮助了解患者的系统情况，如是否面色苍白（贫血）、身体消瘦（营养不良）等。检查指（趾）甲也同样有助于排查休止期脱发的诱因。Beau线（甲板出现横形凹陷的沟线）提示患者近期曾患严重的内科疾病，而匙状甲（甲板中央凹陷而四周隆起，呈匙状）则提示患者很可能患有缺铁性贫血。

◎辅助检查

拉发试验

拉发试验是最为经典的毛发专科检查之一，也是诊断休止期脱发的要点之一。其方法是用拇指和食指从头皮处捏住一簇头发（40~60根），随后快速、轻柔地从近端向发梢方向均匀拉动毛发。在头皮的几个不同的区域重复做几次，若每次拉出的头发超过6~10根（即拉出的头发数量＞10%），则拉发试验为阳性

（图3-4）。急性休止期脱发患者拉发试验通常为阳性，甚至强阳性。但拉发试验阴性，并不能排除休止期脱发的诊断。慢性休止期脱发患者的拉发试验可为阴性。

　　拉发试验对休止期脱发的诊断有非常重要的提示意义，但需要注意使用正确的操作方法，避免过轻或过重。另外，做拉发试验前，最好3~5天不洗头，也不要在检查当日大力梳头，以避免产生假阴性或假阳性的结果。

显微镜检查

　　在光学显微镜下观察，休止期毛发的发根（近端）为杵状（短棒状），覆有乳白色的膜状物。且通常缺乏色素，呈透明色（图3-5A）。而正常的生长期毛发可见发根部位逐渐变细，可见色素（图3-5B）。

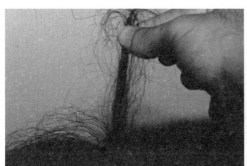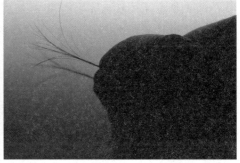

图3-4　拉发试验

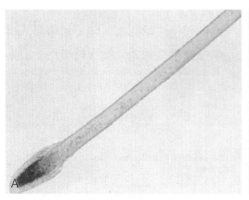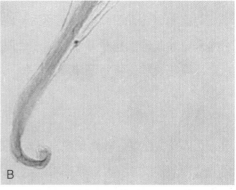

图3-5　显微镜下休止期毛发

（A：与正常生长期毛发；B：对比）

毛发镜（皮肤镜）检查

毛发镜（皮肤镜）检查是一种便捷无创的检测手段，可通过观察毛干和头皮情况来鉴别休止期脱发和其他脱发疾病。急性休止期脱发在镜下可见毛发密度明显降低，同时可观察到较多的空毛囊（黄点征）及大量短且呈"直立姿态"的正常粗细的再生发（图3-3）。单纯的休止期脱发，镜下表现较为单一，不会观察到雄激素性秃发的直径异质性和毛周征等特征，也不会发现斑秃的黑点征、"感叹号发"等表现。

实验室检查

实验室检查（化验）可帮助患者查找休止期脱发的潜在病因，有助于诊断和针对病因进行治疗，但并没有某项化验可以确诊休止期脱发。全血细胞计数、甲状腺功能、血清铁蛋白是常规排查诱因的实验室检查项目。就诊时，医生会根据患者的具体情况，酌情结合维生素D、自身抗体、激素水平以及梅毒血清学等检查，尽可能帮助患者寻找潜在的疾病诱发因素或排除其他需要鉴别诊断的脱发疾病。

头皮活检

头皮活检是脱发疾病明确诊断的最佳方法。活检是"活体组织检查"简称，亦称外科病理学检查，是应诊断、治疗的需要，从患者体内切取、钳取或穿刺等取出病变组织，进行病理学检查的技术。头皮活检是局部麻醉下，使用4mm环钻，钻取两小块头皮组织，制片后（分别做水平及垂直切片），在显微镜下观察头皮组织学特征。休止期脱发的主要组织学表现是休止期毛囊比例增加，但毳毛比例不增加。

典型的休止期脱发一般无须活检，但不典型的休止期脱发有时需要通过头皮活检来排除其他疾病所导致的弥漫性脱发，如雄激素性秃发、弥漫性斑秃、二期梅毒、系统性红斑狼疮及皮肌炎等。

4. 治疗与预后

正如前文所述，休止期脱发是一种暂时性的非瘢痕性脱发，毛发可以再生，不会导致永久性脱发。且脱落毛发的数量通常不超过50%，不会完全脱光。休止期脱发的治疗方法目前相对有限。其中，明确并纠正患者的潜在病因或诱因是治疗休止期脱发的最重要手段。其次，美发修饰、心理干预相对而言也有一定的积极意义。

◎消除诱因

创伤、分娩等短期特殊事件所导致的休止期脱发往往可以自愈，但若刺激因素持续存在（如慢性疾病），病程可能会迁延不愈。所以，患者应当积极治疗原发疾病，从而削弱甚至去除这些诱因。如考虑是药物诱导的休止期脱发，则最好停用可疑药物至少3个月，以观察毛发脱落的改善情况。另外，应积极治疗头发或头皮伴随的其他疾病，如脂溢性皮炎等。

◎美发修饰

合理的发型设计、佩戴假发、美发粉、头皮纹饰等均有助于掩饰毛发脱落所致的稀疏外观。但需要注意，毛发移植不适用于治疗休止期脱发。

◎心理支持

头发是个人形象的重要组成，因而脱发可能对患者造成不同程度的心理影响，容易产生焦虑、沮丧、自卑、抑郁、易怒等不良情绪。而这些不良情绪，又会一定程度加重休止期脱发，从而导致恶性循环。了解休止期脱发的相关知识，有助于正确认识这种疾病，调整心态，积极应对。

◎其他治疗手段

米诺地尔

从理论上讲，米诺地尔可以延长毛发的生长期，刺激休止期毛发重新进入生长期来促进毛发生长。米诺地尔是目前治疗雄激素性秃发的最明确有效的外用药，但其对休止期脱发的疗效尚不明确。临床实践中，米诺地尔常用于治疗慢性休止期脱发，以保持毛发密度和促进新发生长，建议最少坚持使用6~12个月，方可判断疗效。对于预期可自发缓解的或可去除诱发因素的急性休止期脱发，外用米诺地尔的作用有待商榷。

需要注意的是，部分患者外用米诺地尔治疗的最初2~8周内，可能会出现脱发增多的现象，即所谓的"狂脱期"。这是用药后促进了毛发的新生，使休止期毛发提前脱落，进入下一个生长期。是"新发"推动"旧发"的过程，实为"唤发期"。出现后不必紧张，更无须停药，继续用药，新的毛发还会继续长出。

营养补充

对于缺铁性贫血诱发的休止期脱发患者而言，补充铁剂是必要的治疗手段。但对于不缺铁的休止期脱发患者而言，铁剂治疗仍存在一定争议。维生素D等其他营养补充剂对休止期脱发的疗效也并不明确。目前多数观点认为，如无明确的化验检查异常，建议科学饮食，均衡营养，无须刻意进补。

休止期脱发的预后取决于能否去除或治疗诱发因素。如果潜在的病因可自行缓解或被消除，那么休止期脱发的病程是自限性的，预后良好。患者通常表现为持续2~3个月的活动性脱发，然后趋于稳定并出现毛发再生长。从美容角度讲，明显的改善通常见于6~12个月内。潜在病因不明或不能去除的休止期脱发可持续多年。可以安心的是，休止期脱发通常是可逆的，无论是急性还是慢性休止期脱发，毛发都不会全部脱落。

问：为什么休止期脱发在女性发病率更高？

答：临床前来就诊的休止期脱发患者的确以女性为多，但具体原因不明。

实际上，目前针对休止期脱发的流行病学调查十分有限，该病在人群中的总发病率尚不清楚。仅有一项关于阿拉伯女性发病率的报道为1.7%。在临床中确实更常见到女性患者，分析原因可能有以下几点：

· 女性头发较长，更容易观察到毛发脱落增多。日常生活中，相比几厘米长的短发，脱落在地板、浴室的长发更容易吸引人的视线，因而女性也更容易注意到自己的脱发症状。

· 相对男性而言，女性更加在意毛发对外观形象的影响。

· 对于一些导致休止期脱发的常见原发疾病，比如缺铁性贫血、甲状腺功能异常等，女性的发病率相对更高，因而出现休止期脱发的可能性更大。

· 女性人群存在特有的产后脱发现象。

问：如何区分休止期脱发和雄激素性秃发？

答：主要依据病史、脱发特点、拉发试验及毛发镜（皮肤镜）检查结果来区分。

雄激素性秃发是临床最常见的一种脱发疾病，表现为对称性、渐进性脱发。与休止期脱发的全头皮毛发弥漫性脱落特征不同，雄激素性秃发的受累部位具有高度的一致性。男性型患者以前额发际线后退及头顶毛发稀疏为主要表现，而女性型患者前额发际线通常不受累，表现为以头顶发缝为中心，逐渐向两侧发展的弥漫性毛发稀疏。枕后毛发一般均不受累。

休止期脱发的特点是"脱"，有脱也有长，病程可逆。而雄激素性秃发则是"秃"，是一个慢性发展的过程。后者不会出现短时间内"突（秃）如其来"的掉发增加，而是在病程发展中，毛囊逐渐微小化，毛发萎缩变细，每天脱发数量并不多，但毛发日渐稀疏，病程不可逆。患者常常发现自己在不知不觉中毛发逐渐稀疏，静悄悄地"一点点变秃"。

休止期脱发，拉发试验多为阳性，雄激素性秃发拉发试验为阴性。

毛发镜/皮肤镜下，雄激素性秃发具有其特征性表现，包括毛干直径异质性差异大、毳毛比例增加等。休止期脱发在镜下表现单一，除毛发密度降低外，可观察到空毛囊（黄点征）及直立新生发。

需要注意的是，休止期脱发和雄激素性秃发可以合并存在。

问：服用安眠药、避孕药、减肥药等药物会容易引起休止期脱发吗？
答：部分人可能会。

许多药物都可能会引起休止期脱发，其中也包括常见的安眠药、减肥药和口服避孕药。如果口服这些药物出现休止期脱发也不必过于担心，停药后3个月左右，毛发多可恢复到正常生长状态。

但需要注意的是，药物是否诱发休止期脱发，存在显著的个体易感性。其次，原发病与治疗药物，哪个是脱发的主因，有时很难判别。尤其是患有多种疾病，使用多种药物的情况下。并且，在原发病控制不佳的情况下，停药试验可能会无法进行或风险过大。

（本节照片由撰写医生提供）

撰写：魏爱华、陈曦（首都医科大学附属北京同仁医院）

审核：杨勤萍（复旦大学附属华山医院）

三、生长期脱发

生发期脱发是一种非瘢痕性脱发。毛发在毛囊生长期突然脱落，是由于某些因素损害毛囊的有丝分裂或代谢过程所致。生长期脱发通常发生于化疗后，因而常称为化疗导致的脱发。

生长期脱发无性别和区域差异，男女发病率相同。

1. 病因及发病机制

在毛囊的生长期，毛球部的基质细胞有丝分裂和增生形成毛干。生长期毛发受毒性或炎症因素损伤，干扰毛囊的有丝分裂或代谢过程，导致毛干断裂，脱落。

生长期脱发常由化疗（如化疗所用的抗代谢制剂、烷化剂和有丝分裂抑制剂）、放疗、药物（如硫唑嘌呤、环孢素、异烟肼、秋水仙碱、左旋多巴等）引起。蛋白质能量营养不良、斑秃、寻常型天疱疮和重金属中毒，以及许多能导致毛周炎症的系统性疾病（如系统性红斑狼疮、二期梅毒等）也可引起生长期脱发。

化疗、放疗或药物所致生长期脱发的主要发病机制为毛母质细胞的有丝分裂和代谢过程被中断，导致毛干变细、变得脆弱，易发生断裂。寻常型天疱疮的生长期脱发主要是由于外毛根鞘的棘松解。铊、汞、铋、铜和镉是导致脱发常见的重金属，这些重金属能够通过与头发中角蛋白的巯基结合而破坏毛干的形成。重金属中毒可通过长期工业接触、摄入受污染的水或海鲜和接触含汞的防腐剂或杀菌剂发生。

生长期毛发松动综合征可能与毛囊内毛根鞘的发育异常有关，从而导致内毛根鞘不能牢固地固定头发，导致生长期的头发容易被拔出。

2. 临床表现

化疗所致的生长期脱发通常发生在开始化疗后的14天内，2~3周几乎脱光（图3-6）。脱发的严重程度因人而异，并与所用的药物、剂量、疗程和给药方式等多种因素有关。头皮检查显示毛囊口正常，无红斑、鳞屑、色素沉着和疤痕等炎症表现。正常头皮的生长期毛发约占90%，生长期脱发影响头皮的大部分毛发，有时生长期脱发和休止期脱发可重叠。化疗患者开始脱发可表现为弥漫性或斑片状，与生长期活跃的毛囊数量有关。化疗期间脱发持续，多数患者在停止化疗后1~3个月内再生，60%的患者再生毛发可改变发质、密度、颜色和弯曲度。

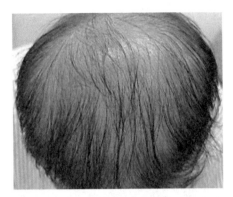

图3-6 淋巴细胞白血病化疗后10年出现的生长期脱发

放疗可导致可逆、永久性脱发，大于30Gy深部X线可损伤毛囊干细胞而产生瘢痕性脱发。

重金属中毒导致的生长期脱发，主要表现为脱发增多，并伴其他重金属中毒的症状，如皮肤瘙痒、恶心、呕吐、腹痛以及神经精神症状（易怒、感觉异常、共济失调、抽搐等）。血液或尿液中的重金属含量升高，具有诊断意义。

其他系统性疾病所致的生长期脱发可出现相应疾病的症状，如寻常型天疱疮患者除出现毛发脱落增多外，并有红斑、水疱，尼氏征阳性等症状。

3. 检查方法和诊断

拉发试验和毛发镜检查是常用的检查方法。一般生长期脱发患者的拉发试验为阳性。生长期脱发的特征性改变是毛干锥形断裂，肉眼可见，但显微镜检查更清楚。显微镜下还可见近端覆盖内外毛根鞘的深色生长期毛发，而休止期毛发为近端无毛根鞘的淡色棒状发。 皮肤镜下可见锥形发、黑点征、黄点征和Pohl Pinkus缩窄。此外，郁金香样发可能是其特征性表现。

生长期脱发通常通过病史和体检即可诊断，头皮环钻活检行组织病理检查示正常的生长期与休止期毛囊比例，休止期毛发数小于15%。诊断过程中要与其他非瘢痕性脱发鉴别，如休止期脱发、雄激素性秃发、拔毛癖等。此外，需要进行全面系统检查排除营养缺乏、代谢、内分泌疾病和感染因素所致脱发。

生长期毛发松动综合征常见于1~6岁的女童，在婴幼儿期主要表现为毛发生长缓慢，稀疏且短，毛发易拔出且不伴有疼痛，拉发试验阳性。显微镜下见拔出毛发基本处于生长期，毛干有特征性的皱褶，毛根部扭曲像"曲棍球杆"，缺少毛根鞘。皮肤镜下的表现没有特异性，表现为毛发稀少，单位毛囊中毛发数减少，偶见结节性脆发。组织病理见到毛根鞘碎裂的发生率高，无其他的特异性表现。成年患者的毛发密度和长度常常正常。

4. 治疗方法

生长期脱发是可逆的，多数在去除致病因素后可再生，其治疗的目的是缩短脱发期。

目前无预防和阻止脱发的治疗方式，但认为外用米诺地尔可缩短脱发期。化疗期间用头皮止血带或头部低温（低于24℃），减少药物进入头皮作用于生长期毛囊，可能可降低脱发发生。但如此会减少化疗本身的药用作用，有头皮和脑部癌症转移的可能，需要咨询医生建议。

增加疾病了解、减少心理负担也很重要。生长期脱发在停止致病因素（如化疗）后脱发可恢复。患者可以考虑化疗前剃光头发和脱发时戴帽或佩戴假发，避免理化因素对头发的伤害（如漂白、染发、烫发、使用卷发器），使用缎质的枕套，需要时用温和的洗发水洗头。

对于营养不良引起的生长期脱发，补充蛋白质等营养后，脱发可逐渐恢复。其他系统性疾病所致的生长期脱发，如寻常型天疱疮、二期梅毒等，控制原发病后可恢复。

生长期毛发松动综合征多数随着年龄增长可逐渐好转，无须治疗。

问：生长期脱发可以自愈吗？

答：多数生长期脱发可以自愈。

多数生长期脱发，只是毛球中增生活跃的细胞受到影响，毛囊干细胞没有受到影响，在致病因素（如化疗）去除后可自行恢复。但高剂量的放疗可损伤毛囊干细胞而产生永久性脱发。

问：生长期脱发多久可以恢复？

答：致病因素停止1~3个月内可再生。

生长期脱发常由化疗引起，一般在停止化疗后几周内恢复正常周期，1~3个月内明显再生。但新长出毛发形态、发质、颜色等可能改变。

问：化疗会导致生长期脱发吗？

答：化疗是导致生长期脱发最常见的因素。

化疗药物可导致毛母质细胞的有丝分裂和代谢过程被中断，导致毛干变细、变得脆弱，产生锥形断裂。

（本节照片由撰写医生提供）

撰写：熊春萍、黄曼旎（广州医科大学附属第一医院）

审核：杨勤萍（复旦大学附属华山医院）

四、拔毛（发）癖

1. 定义与发病情况

拔毛癖是一种习惯性、反复拉拔自体毛发所导致的牵拉性脱发，是一种行为障碍。拔毛癖虽然不算罕见，但却令人烦恼，其很有可能继发于潜在的精神困扰，且病程相对长。男女均可发病，但女性比例相对高，有报道约70%~93%。该疾病多见于9~13岁青少年儿童，成年患者比例相对较低（占10%左右）。

2. 病因与发病机制

关于拔毛癖的病因及发病机制尚未明确，但是主要是受到抑郁、焦虑、人格障碍等心理因素影响。可将其分为如下几个方面：（1）心理不良因素，比如学习压力大、离开父母寄宿上学、遭到长辈或者老师的批评指责或打骂、父母情绪失控、管教严厉、缺失家庭温情等，以患儿与父母关系紧张尤甚。（2）特别喜好或不良习惯，比如由于喜好模仿古装戏中男女主人公的高耸额头而拔除自己"多余的"毛发；由于害怕前臂汗毛多而不断反复拉拔，直到不再长出为止；学习紧张或者压力情绪上涨时就忍不住抓头，并且一定要看到自己的头发被拔出，排列在书本特定位置才能继续学习或工作。（3）特定基因影响，比如一项基因形成研究曾发现当被怀疑会引起拔毛癖的基因注射到实验用的小鼠体内后，小鼠会开始做出拔除自己和笼内其他小鼠毛发的强迫行为。

3.临床表现与诊断

很多孩子在家长面前不敢承认自己拔除毛发这件事，导致家长误以为孩子因为学习压力或者情绪紧张导致了斑秃。拔毛癖患者的头发初看起来和斑秃非常相似，两者都有圆形或者椭圆形的毛发缺失，拔毛癖患者的出血点较为隐秘不易察觉，且其有一处或多处的片状或圆形的脱发区域（图3-7）。但通过仔细观察和比较会发现，拔毛癖患者患病期间的毛发长短不一或者无发，边缘整齐，常常累及头顶（被戏称为"拔毛癖秃顶"），且拉拔实验阴性。同时，拔毛癖患者也可能会拔除除了头发以外其他区域的毛发，譬如眉毛或者睫毛、面部、四肢和阴部的毛发。

毛发镜可以算是鉴别诊断的福尔摩斯。在毛发镜下可以看到（图3-8），拔毛癖患者的毛发密度降低，毛发在不同长度上可能存在横断与纵裂的各种断裂状态、因为拉拔而导致的拉丝状卷曲发、刚刚萌芽的再生发直直矗立，还有黑点征。不过，拔毛癖在毛发镜下虽不太会呈现斑秃常有的黄点征，但可能出现少见的微"感叹号样发"，而这常常让人想到斑秃。实际上，斑秃也可能是拔毛癖最初的诱因，甚至可与拔毛癖共同存在，让鉴别诊断更加困难。

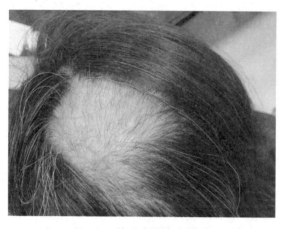

图3-7　拔毛癖的临床表现

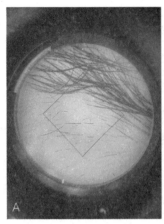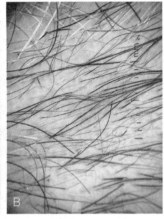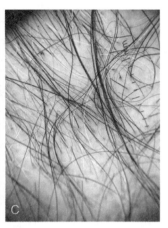

图3-8　拔毛癖的毛发镜表现

（A：眉部拔毛癖，表现长短不一的毛干片段，可见断裂发、卷曲发；B：黑点征、碎发；
C：分叉毛发，处于不同生长时期的毛发常常会同一部位混乱存在，有时可见出血点）

依据美国精神病协会有关精神障碍正短语统计手册第四版，拔毛癖作为精神疾病的诊断标准包括以下几条：（1）经常自行拔除毛发，导致脱发外观。（2）拔毛前瞬间或者试图压制拔毛时，情绪紧张增加。（3）拔出毛发时有愉悦、满足、如释重负等情绪。（4）拔发行为不能用其他精神障碍解释。（5）在社会交往，工作或者生活其他方面有重大的烦恼或伤害。

但是，该诊断标准在近年来受到了一些质疑。在皮肤科医生看来，除了自行拔除自身毛发以外，其他标准不一定具备或符合。周城医生在《毛发镜图谱》的撰写过程中明确地把拔毛癖与牵拉性脱发放在一起阐述是很有意义的。前者是主动，后者是被动的、由于造型的需要进行毛发的牵拉定型和梳理所致。两者的毛发镜表现虽然没有明显差异，但是牵拉性脱发的晚期表现会转归为创伤性瘢痕性边缘性脱发，出现毛发密度降低、毛发细软、毛囊开口消失的瘢痕性白点。而拔毛癖患者如果能够去除病因，则可以完全长出和原先一样密度和粗细的毛发。

4. 治疗方法

拔毛癖是一种行为障碍，其与生活环境以及心理因素有很大关系，所以接受必要的心理疏导在所难免。对于儿童而言，正规的心理疏导、音乐疏导、局部按摩、散步谈心、放松情绪和转移兴趣等方法的合理运用，拔毛癖是可以缓解和根治的。

在心理疏导以外，可以选择小剂量的氟哌啶醇1~2mg，每天1~2次，或者根据病情逐渐增加药量。药物的保管需要有家人来监督和医生的指导。适当的运动能缓解身体的不适和焦虑感。运动至一定时间后，机体会产生内啡肽，使人兴奋和愉悦，从而降低焦虑情绪、转移注意力，从根本上建立更为健康的心理环境和抗打击能力，有助于根治。

问：拔毛癖还会重新长头发吗？

答：大部分情况下会的。

只要毛囊没有受到损伤，一般都会长出新头发来。当然，其他原因导致的毛发营养不良、长期的睡眠不足或者微量元素缺乏，或者遗传基因导致的掉发，就需要对症下药。

问：拔毛癖与强迫症有关系吗？

答：确切的关系尚存在争议。

部分学者认为它只是一种行为冲动控制障碍，与强迫症有关系，但并不是对妄想或者幻觉的反应，严重程度低于强迫症；而且，除了不可抑制地拔出自己的毛发以外，不伴有其他精神症状。也有部分学者认为拔毛癖是强迫症的一种，一种潜意识的反抗，属于心理强迫及相关障碍。

问：拔毛癖与智力发育有关吗？

答：目前还没有明确证据显示拔毛癖会导致智力的异常，这方面患儿家长们不必过于担心。

（本节照片由撰写医生提供）

撰写：刘清（上海交通大学医学院附属第九人民医院）

审核：杨勤萍（复旦大学附属华山医院）

五、瘢痕性秃发

1. 定义

瘢痕性秃发指各种原因引起的毛囊破坏和瘢痕形成，毛囊被纤维组织所替代，导致永久性秃发。可分为原发性瘢痕性秃发和继发性瘢痕性秃发。

原发性瘢痕性秃发主要是由头皮本身疾病引起的，是一组以毛囊为主要破坏对象的炎症性脱发性疾病。根据疾病活动期炎症细胞浸润的主要种类分为淋巴细胞性（如慢性皮肤红斑狼疮、毛发扁平苔藓、经典假性斑秃、中央离心性瘢痕性秃发、黏蛋白性秃发等）、中性粒细胞性（如秃发性毛囊炎、分割性蜂窝织炎）、混合性（如瘢痕疙瘩性痤疮、坏死性痤疮、糜烂性脓疱性皮肤病）和非特异性。这些疾病如不能得到及时有效的治疗，进展到瘢痕晚期即会导致永久性脱发。

继发性瘢痕性秃发主要与外伤、感染、物理化学因素等有关。

瘢痕性秃发可影响患者外貌美观，严重者也会影响患者的日常生活和工作，甚至造成精神心理障碍。

2. 常见病因

- **物理性损伤**：机械性外伤、烫伤、烧伤、电击伤、冻伤、电离辐射等，使局部头皮受损，发生瘢痕性秃发。
- **化学性损伤**：包括强酸、强碱或腐蚀性化学物质等导致局部头皮损伤，头皮出现红肿、糜烂、溃疡，毛囊同时受累，愈后局部形成瘢痕，头发不再生长，导致瘢痕性秃发。
- **感染**：头皮的细菌感染（秃发性毛囊炎、疖、痈、寻常狼疮等）和头癣（主要是黄癣）也可引起瘢痕性秃发。
- **皮肤肿瘤**：发生在头皮的基底细胞癌、鳞状细胞癌、淋巴瘤、皮肤附属器肿瘤及转移性肿瘤，均可破坏局部毛囊，引起秃发。
- **皮肤病**：某些累及头皮的皮肤病也可引起永久性秃发，如盘状红斑狼疮、扁平苔藓、局限性硬皮病、瘢痕性类天疱疮等。

· **先天发育缺陷**：包括先天性皮肤发育不全、Darier病、表皮痣以及大疱性表皮松解症等也可在头皮形成瘢痕，造成永久性秃发。

3. 临床表现和诊断

瘢痕性秃发主要表现为头皮一定区域内有境界较明显的局限性秃发区，形状不定，秃发区头皮萎缩变薄，表面光滑（图3-9）。患处可见瘢痕，有的秃发区及其周围还可见到毛细血管扩张、断发、毛囊性炎症、色素沉着等（图3-10）。

皮肤镜检查可观察到秃发部位毛囊开口消失、皮肤表面光滑平展、皮肤萎缩变薄，其下毛细血管显露。根据不同病因还可见头皮颜色改变、毛囊角栓、色素沉着、头皮炎症等原发疾病征象。

对瘢痕性秃发的患者进行头皮组织活检不仅可以帮助诊断，而且有利于评估炎症和毛囊受损的程度。瘢痕性秃发组织病理主要表现为毛囊消失，皮脂腺、汗腺减少，毛囊被周围的结缔组织代替。此外，原发性瘢痕性秃发组织病理往往具有以毛囊为靶点的炎症表现。不同类型的继发性瘢痕性秃发也会有原发疾病的特征性临床和组织学表现。

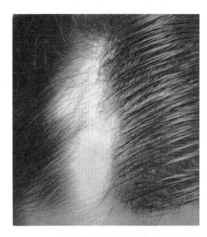

图3-9　局限性硬皮病导致的瘢痕性秃发

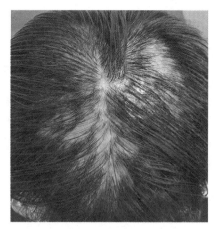

图3-10　原发性瘢痕性秃发（毛发扁平苔藓）

4. 治疗方法

◎药物治疗

对于原发性瘢痕性秃发，早期治疗和干预可以在一定程度上减少或避免瘢痕形成及其他相关并发症的发生。目前原发性瘢痕性秃发主要治疗目的是减轻症状和减缓或阻止疾病的进展。治疗淋巴细胞性原发性瘢痕性秃发的一般原则是免疫抑制，而对中性粒细胞性原发性瘢痕性秃发则是抗生素或氨苯砜治疗（表3-1）。

药物治疗仅适用于病情活动期的患者，一旦毛囊破坏、形成瘢痕，常规药物治疗和物理治疗方法均不能使头发再生。针对瘢痕的辅助治疗也仅有助于改善外观。

◎手术治疗

对于稳定期的瘢痕性秃发可考虑采用手术治疗。

手术切除

对于瘢痕面积较小的患者，采用一次或分次切除瘢痕后直接缝合或局部皮瓣转移的手术方法进行修复。手术切除具有修复速度快、治疗周期短、毛发生长方向好及并发症少的特点。但适用范围较小，一般限于病变宽度在1~5cm较小面积的头皮瘢痕性秃发且头皮较松弛的患者。手术后仍有线状瘢痕，故只能缩小瘢痕，不能完全去除瘢痕。

头皮扩张技术

适用于大面积瘢痕。通过头皮扩张，牺牲正常头皮毛发的密度来弥补瘢痕区域的毛发缺失。头皮扩张治疗一般需要2期或3期手术，先在头皮下方埋置扩张器，经3个月左右的注水扩张，再手术切除瘢痕，取出扩张器，用扩张的头皮覆盖创面。这种手术方法优点是一次可修复较大面积的瘢痕性秃发，且扩张的头皮上毛发分布均匀、密度相对较高。但也有明显的缺点，包括治疗周期长、每次头皮扩张术均需两期手术、部分大面积瘢痕性秃发需要2次甚至2次以上头皮扩张才能修复；经过扩张的皮瓣要通过旋转或者推进转移到瘢痕切除的缺损区域，易使毛发方向发生紊乱，影响外观；每次头皮扩张术后均形成新的瘢痕，不能够完

表3-1　常见原发性瘢痕性秃发的治疗

疾病	一线用药	二线用药	三线用药
盘状红斑狼疮（DLE）	外用强效激素，皮损内注射长效激素	抗疟药（羟氯喹）、口服糖皮质激素、维甲酸（阿维A酸和异维A酸）	口服沙利度胺、维生素E、氨苯砜、霉酚酸酯、甲氨蝶呤、硫唑嘌呤等，外用钙调磷酸酶抑制剂等
毛发扁平苔藓（LPP）	外用强效激素，皮损内注射长效激素	口服激素、环孢素、四环素，环孢素外用（油剂）	口服维甲酸、抗疟药、霉酚酸酯、沙利度胺等
前额纤维化秃发（FFA）	皮损内注射长效激素	口服非那雄胺或度他雄胺，外用激素及米诺地尔	口服糖皮质激素、抗疟药、维甲酸
黏蛋白性秃发（AM）	外用强效激素	皮损内注射长效激素，外用米诺环素，外用+口服吲哚美辛，氨苯砜	系统应用激素，异维A酸，抗疟药，PUVA
秃发性毛囊炎（FD）	口服+外用敏感抗生素	口服利福平+克林霉素/强力霉素/克拉霉素、利福平+外用抗生素	口服夫西地酸，口服锌剂，氨苯砜，切除，激光，放疗
分割性蜂窝织炎（DC）	口服异维A酸，皮损内注射长效激素	口服抗生素 + 外用抗生素/维甲酸	低剂量激素，秋水仙碱，氨苯砜，激光或放射治疗
项部瘢痕疙瘩性痤疮（AKN）	外用强效激素，口服抗生素+外用激素/皮损内注射长效激素	CO_2激光	放射治疗，口服异维A酸

全修复瘢痕。

毛发移植

　　"毛发移植术"是应用显微外科手术技术取出一部分健康的毛囊组织，经加工后按照自然的头发生长方向移植于患者秃发的部位。

　　毛发移植起源于20世纪30年代，日本医生OKUDA为一名烧伤患者在后脑部施行了包括毛囊在内的皮肤移植手术，结果在移植的部位意外地长出了新发。最早运用毛发移植来掩盖发区瘢痕可追溯到20世纪70年代。随着毛发移植技术逐渐发展成熟并标准化，毛发移植也越来越多地被应用于瘢痕性秃发。

目前的毛发移植大多采用毛囊单位提取技术（FUE），即用毛囊提取仪从健康部位分散性地、单个提取毛囊单位，再用打孔的方式或用种植笔将加工后的毛囊种植于瘢痕部位。相比于手术切除和头皮扩张术，毛发移植手术创伤小，术中出血少，恢复时间短，移植后的毛发与正常毛发方向一致，外观更自然，为大多数患者所接受。

毛发移植手术适用于秃发面积不太大，尤其是散在分布的瘢痕性秃发。供区能够提供足够的毛囊，才能保证手术的进行。而相对于普通头皮，头皮瘢痕部位一般血供不理想、弹性不好、张力偏高以及皮肤较薄，因此瘢痕区种植毛发密度不能太高。移植后毛囊存活率相对较低（取决于瘢痕下血供），部分患者需要二次或多次植发加密。

总的来说，临床需要根据具体的病情选择不同的手术方式，有时需要两种或两种以上的手术方式相结合。瘢痕性秃发手术修复效果取决于。（1）瘢痕区域头皮供血情况。（2）瘢痕区域的大小与供发区域的比例。（3）手术医生的经验和使用的技术。术前应根据患者瘢痕性秃发的部位、面积、血供、残存毛发多少、患者的意愿等情况进行综合评估。医生和患者充分沟通，精心策划手术方案，才能取得比较好的临床疗效。

问：瘢痕性秃发会自愈吗？

答：不会。

瘢痕性秃发患者的毛囊遭受损害后不能再生，由胶原纤维增生填充，局部毛发不再生长，所以不会自愈。

因此对可能会引起瘢痕性秃发的原发病应早期诊断、及时积极治疗，尽可能避免或减少瘢痕形成。一旦形成瘢痕性秃发，不仅不能自愈，也没有特效药物，通常采用手术方法治疗。医生会根据秃发部位、瘢痕面积、患者需求等情况制定合适的诊疗方案。

问：头皮烫伤后的疤痕可以植发吗？

答：大多数情况下可以。

头皮烫伤后的疤痕也属于瘢痕性秃发，是毛发移植的适应证。植发后毛发生长，不仅能够遮盖疤痕，而且可以在一定程度上改善瘢痕的质地厚度，起到抗瘢痕皮肤纤维化的效果。

但也不是所有的烫伤疤痕都可以植发，需要评估疤痕面积的大小和供区能提供的毛囊数是否匹配以及疤痕部位的血供。植发好比植树，需要有足够的"种苗"和"土壤"，如果疤痕面积过大、局部纤维化严重、血供太差或者萎缩性瘢痕紧贴颅骨者都不适合单纯的植发手术。

问：如果瘢痕面积较大，自己的毛发不够，可以移植别人的毛囊吗？

答：不能。

目前的毛发移植都是自体毛发移植，由于机体存在排异反应，异体毛发移植后无法存活。临床上为维持生命所做的异体器官移植，如肾、肝脏、心脏移植，术后都需要长期使用抗排异药物，但抗排异药不仅价格昂贵，而且存在副作用。毛发移植属于美容手术，应用抗排异药"得不偿失"，因此不能移植别人的毛囊。

较大面积的瘢痕，需根据瘢痕面积、瘢痕部位头皮状况、瘢痕下血供情况、供区毛发等选择适合的手术方案。如果瘢痕部位头皮状况和血供情况尚可，供区毛发总体能够满足需要，可采用二次或多次毛发移植，需注意一次移植毛发密度不能太高。如果瘢痕面积过大，供区毛发不能满足毛发移植需要，或萎缩性瘢痕紧贴颅骨、局部血供条件较差者，不宜采用单纯毛发移植手术。可考虑头皮扩张技术和毛发移植相结合的手术方式，即先用头皮扩张技术切除大部分瘢痕，边缘萎缩不明显的瘢痕和术后遗留的线状瘢痕再进行毛发移植以达到最佳效果。

建议选择正规的医院，和医生充分沟通，根据具体情况制定合适的治疗方案。

问：头皮局限性线状硬皮病引起的瘢痕性秃发能否做毛发移植?

答：可以。

关于头皮局限性硬皮病引起瘢痕性秃发患者的毛发移植报道发现，患者不仅毛囊存活，秃发区毛发再生，其下方的皮肤和皮下组织还得以恢复。但必须严格掌握手术适应证，选择适当的手术时机，一般要求在局限性硬皮病病情控制稳定2年以上才可进行毛发移植手术。

（本节照片由撰写医生提供）

撰写：孙蔚凌［南京医科大学第一附属医院（江苏省人民医院）］

审核：杨勤萍（复旦大学附属华山医院）

六、先天性秃发

1. 定义

先天性秃发是一大类疾病的统称，指由于各种先天性因素导致患者在出生时或出生后一段时间内出现局部或弥漫性毛发稀疏或缺失。患儿往往只有秃发一种症状，皮肤和身体的发育以及智力等大多都正常，但是也有些患儿会同时出现身体其他异常，表现为遗传性的综合征。先天性秃发的分类见图3-11。

2. 病因及发病机制

先天性秃发通常受遗传因素影响，多伴有家族史。一个家族中可以有一个或

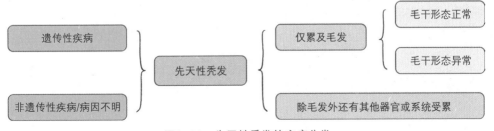

图3-11　先天性秃发的疾病分类

多个患者，有些患者的父母有近亲结婚史。患儿的父母常常有一方存在同样的先天性秃发疾病，但也有的患儿父母无秃发症状、家族中也没有类似的脱发病史。这种情况下，患儿的父母可能是致病基因缺陷的携带者，或者患儿是家族中第一个产生这种缺陷的人。

毛囊相关的基因缺陷使得毛囊和毛发的生长发育受阻，从而导致患者生下来就没有头发、头发稀疏或者脱发。

3. 临床表现

先天性秃发包含多种疾病，临床表现有所不同。多数患者表现为出生时头发稀疏或者头发缺失。患者可能是所有头发都缺如，也可以是局部小范围的头发缺失，还有的患儿可能会出现眉毛、睫毛等其他毛发的稀疏和缺失。随着患者年龄增加，其发质常常比较细软、脆弱、卷曲、容易断裂。

先天性秃发常常还会出现皮肤、指甲、汗腺、牙齿等的问题，因为这些器官在胚胎发育阶段均由外胚层发育而来，因此发现幼儿脱发时要进行更为全面的检查，才能更好地明确诊断。

以下是几种相对较常见的先天性秃发疾病。

◎遗传性单纯性少毛症

属于遗传性疾病。该类患者出生时和婴幼儿期毛发正常，也可无头发。患者在儿童期开始出现毛发数量逐渐减少现象（图3-12）。患者表现为全头弥漫性脱发，其头发生长缓慢、细软、略粗糙，但是毛干形态正常；该病通常可累及头发、体毛、腋毛和阴毛，但眉毛、睫毛及胡须可不受累。皮肤、汗腺、甲、牙齿等其他系统器官不受累。

◎生长期毛发松动综合征

属于自发性疾病或遗传性疾病，由于发干与毛囊的连接异常引起。其临床表现为全头弥漫性脱发，患者的头发无法长长、易拔出（图3-13），且拔头发时患者几乎无痛感，拔下来的头发缺少外毛根鞘且贴近发根部位的发干扭曲。

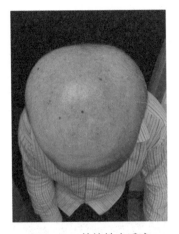

图3-12　单纯性少毛症

（患者全头弥漫性脱发，毛发细软，毛干形态正常）

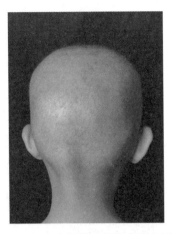

图3-13　生长期毛发松动综合征

（患者全头弥漫性脱发，头发非常易拔出）

◎ 念珠状发

　　属于遗传性疾病，由毛干发育异常引起。该病患者刚出生时头发通常是正常的，而出生后数周后逐渐出现症状。其受累部位的头发变脆变暗、容易断裂、头发无法长长。患者全头的头发均可受累，其中最常累及枕部头发。通过专业毛发镜可观察到患者毛干呈"串珠"样外观（图4-14）。患者的头皮、面部、四肢可看到毛囊性"小丘疹"（角化过度）。

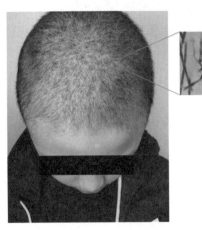

图3-14　念珠状发

（头发发干呈"串珠"样外观）

◎ 羊毛状发

　　此类患者通常生后即出现症状，可表现为局限性或弥漫性改变。局限性改变为非遗传性疾病，而弥漫性头发形态改变为遗传性疾病。患者的头发稀疏、细软、色浅，发干卷曲如"绵羊毛"状（图3-15），通过专业毛发镜可观察到毛干呈剧烈波浪状卷曲的外观。患者发干形态学异常但脆性无明显增加，其头发生长缓慢、很难长长，常长出头皮2~3cm即发生断裂。

羊毛状发可能是系统性综合征的表现之一，出现该症状时同时应注意身体其他部位、各器官系统有无异常。

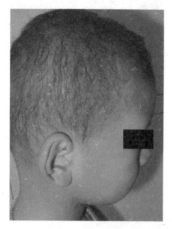

图3-15 羊毛状发

（患儿头发稀疏，发干卷曲如"绵羊毛"状）

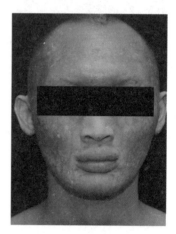

图3-16 先天性外胚叶发育不全

（头发稀疏，患者呈现特殊面容）

◎先天性外胚叶发育不良

属于遗传性疾病，往往自出生即发病。该病患者头发稀疏、发色浅，除头发外，牙齿、甲、汗腺、唾液腺均可受到不同程度改变。患者可出现发育异常，例如特殊的面容、伴发不同皮肤疾病、先天性骨骼发育不良等（图3-16）。

◎颞部三角形脱发

目前认为颞部三角形脱发与遗传相关，可能是综合征的表现之一。该类患者在儿童时期出现局限性脱发，与性别无关。患者额颞部头皮处的三角形脱发区域（图3-17），往往边界清楚，多为单侧分布。在脱发区域内可以见到细小毛发，通过专业毛发镜可与其他单发的脱发疾病相鉴别。

4. 诊断方法

先天性秃发常包含很多种疾病，其临床表现多种多样，诊断比较困难。因此，诊断时需要进行一系列检查来明确诊断，以便与其他类型的脱发疾病相鉴别，如斑秃、拔毛癖、梅毒、创伤、受压或营养不良所致脱发等。

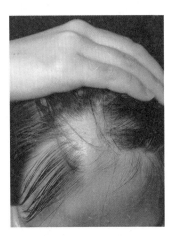

图3-17　颞部三角形脱发
（额颞部可见近似三角形的脱发区域）

◎详细的病史和全身检查

患者及家属提供详尽的发病情况是医生正确诊断的有力保障。病史应包括：准确的起病时间、起病前有无诱发因素、脱发是如何发展的、发量减少程度、有无伴随症状（重点关注全身毛发、甲、出汗、牙齿、皮肤、内脏器官、系统有无异常、患者发育情况、智力情况等）、治疗经过及治疗效果、有无家族史（长辈有无类似脱发）、父母是否近亲结婚等。

◎毛发镜

毛发镜可以更精细的观察发干的形态、毛囊开口和头皮情况，有助于皮肤科医生从临床表现的角度对脱发进行初步评估和诊断。

◎组织病理学

病理活检，即通过一个小手术获取患者绿豆至黄豆大小的头皮组织，制成病理切片后在显微镜下观察和病理诊断，可以从不同层面对肉眼难以看到的毛囊及周围皮肤进行分析，有助于明确诊断。这个小手术属于有创检查，故一般情况下是疑难的病例才有必要进行该检查。

◎基因检测

遗传学基因检测是诊断这类疾病最根本的方法。一般需要抽取患儿、患儿父母及家族中具有与患者相似脱发症状的亲属的外周静脉血，通过专业的基因测序和突变分析来明确发生异常改变的基因和改变类型。该方法一方面可以从基因层面明确诊断，另一方面也为后续的产前诊断、避免后代患病提供基础。

5. 治疗方法

先天性秃发将会持续终生，其中部分疾病的症状可能会随着患者年龄增长而减轻。目前尚缺乏特别有效的治疗方法，仅遗传学的检查和产前诊断可以减少有缺陷后代的出生。

如果病变部位局限，可以手术将局部切除，也可以考虑植发。其中弥漫性脱发患者可以选择外用米诺地尔、佩戴假发等。在生活方面，应注意避免过度梳理头发，尽量减少对头发的摩擦，同时应使用温和不刺激的洗发水并配合使用护发素。

如果有头发之外的器官或系统受累，应同时对相应器官系统的异常进行治疗。

问：孩子从小头发不好，但家族中没有脱发患者，也有可能是遗传性秃发吗？

答：这种情况也有可能是遗传性秃发。

遗传性疾病根据遗传方法可分为显性遗传和隐性遗传。其中，显性遗传的秃发患者父母一方或双方为患者；而隐性遗传的秃发患者父母为致病基因的携带者，可以不表现出脱发的症状，也就是父母都不脱发，但是可以把致病基因遗传给孩子，孩子出现遗传性秃发的表现。

问：先天性秃发可以治愈吗？

答：大多数先天性秃发的患者只能缓解症状，很难治愈。

先天性秃发大多是由于遗传基因改变，使得全头皮或者局部头皮的毛囊结构或功能天生存在缺陷，从而不长头发、头发稀疏或者容易脱发、断发等。通过各种药物治疗能够让头发长得更密、更长、更粗、更牢固一些，但是并不能改变基因的缺陷，停止治疗以后常常还会继续脱发。

虽然这类遗传性的先天性秃发还没有根治的方法，但随着医学技术的发展，未来是有可能通过基因相关的靶向治疗来治疗的。另外，局部（脱发面积较小）的先天性秃发，如颞部三角形秃发、皮脂腺痣等，可通过植发手术或者手术切除秃发区肿物等来达到治愈或者外观改善的效果。如果通过治疗不能达到美观的效果，其实戴假发也是非常好的一种选择。

问：患有先天性秃发的患者能否植发？

答：需要视情况而定。如果头发非常稀疏甚至没有头发，是无法植发的。

毛发移植手术操作本身比较成熟，但是手术的本质是通过手术重新调配头皮毛囊的分布，从而改善外观。该手术并不能产生新的毛囊，其成功的前提条件是身体需要有丰富的毛囊来源。而大多数先天性秃发患者出生时就没有毛囊，或者毛囊很稀疏而且毛囊状态并不健康，因此也无法进行植发手术。但是也有少部分的秃发面积很小的情况，如颞部三角形秃发，只有钱币大小一块秃发区，这种情况是可以通过植发手术来治疗的，而且可以有很好的效果。

国外曾有学者研究将人工合成的毛发纤维移植到秃发的头皮，但是这种技术也存在很多问题，如在头皮牢固固定的问题、头皮组织相容性的问题以及纤维磨损消耗的问题等。因此这种方式还需要更多研究和完善，离真正的临床应用还有很长的路要走。

问：如何避免后代再患病？

答：可以选择产前诊断和植入前遗传学诊断。

产前诊断又称出生前诊断或宫内诊断，是通过各种检查方式在出生前对胎儿的发育情况进行诊断，如通过分析羊水细胞、绒毛细胞等的DNA来判断胎儿是否患有先天性秃发。通过产前诊断，可以帮助决定是否继续妊娠，从而防止遗传性先天性秃发患儿的出生，降低疾病的发生概率。

植入前遗传学诊断属第三代试管婴儿技术的范畴，通过它可以帮助有可能生育遗传病患儿的夫妇来避免他们将来生育出遗传病的孩子。这种方法是从体外受精后的早期胚胎中取少量的细胞进行基因的检测，筛除带致病基因突变的异常胚胎，并将基因正常的胚胎移植到子宫内，使其继续生长和出生，从而避免出生遗传性先天性秃发的患儿。

大家需要知道，上述方法的前提是要查出患儿家族中的明确的致病基因和突变，明确其遗传方式，才能在下一胎或者后代中进行预防性优生措施。另外，非常重要的一点，要避免近亲结婚，对于优生优育、减少后代患病非常重要。

（本节照片由撰写医生提供）

撰写：李翔倩、周城（北京大学人民医院）

审核：杨勤萍（复旦大学附属华山医院）

七、多毛症

1. 定义及发病情况

多毛症是指正常不该出现毛发的地方出现了毛发，或者说毛发比正常人明显的浓密、增多。多毛症分为先天性和后天性（获得性）。先天性多毛症比较罕见，是由于基因变异导致患者身体出现的返祖现象，也就是大家俗称的"毛孩"。超过70%的获得性多毛症患者与其体内的高雄激素水平有关。某些药物（如糖皮质激素、环孢素、米诺地尔等）的应用也可以引起多毛症，停药后可缓解。多毛症给患者的形象和美观带来了巨大的影响，还会带来很多情感痛苦。

2. 常见病因及发病机制

◎雄激素水平增高

男性雄激素主要来源于睾丸，女性雄激素主要来源于肾上腺和卵巢，这些器官病变或激素分泌异常会引起雄激素水平升高，而高雄激素水平与对雄激素敏感的毛囊相互作用，继而出现多毛症（图3-18）。通过引起雄激素水平升高而导致多毛症的情况有：卵巢或肾上腺肿瘤或增生[多囊卵巢综合征（Polycystic ovarian syndrome，PCOS）]、垂体病变（库欣病、泌乳素腺瘤、肢端肥大症）、肝源性疾病（肝病患者性激素结合球蛋白的合成减少，游离睾酮增加，从

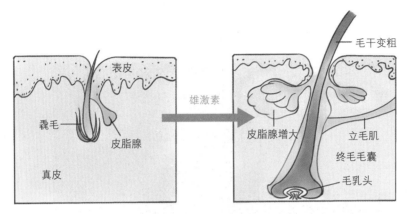

图3-18 雄激素在毛囊皮脂腺单位发育中的作用

（在皮肤的某些区域，如阴毛、腋毛、胡须等，毛发生长依赖于雄激素的存在，雄激素水平增加，这些区域细软的毳毛毛囊就会发育成粗大的终毛）

而导致肝源性多毛症）。

◎药物因素

常见药物有糖皮质激素、环孢素、睾酮、米诺地尔等，绝经期妇女替代治疗中含有的激素也可以导致多毛。

◎遗传因素

一般由基因变异引起，发生率小。如先天性多毛症。

3.临床表现与诊断

对于雄激素水平升高引起的多毛症，女性会表现为终毛过多，并呈明显的男性型分布，累及雄激素依赖的毛发生长部位（图3-19A，B），包括上唇、面颊、颏部、胸中部、乳房、下腹、腹股沟、臀部等。这种生长方式可伴或不伴有其他男性化体征，如雄激素性秃发、男性体型、声音低沉、阴蒂肥大和闭经。高雄激素患者还可伴有痤疮、脂溢性皮炎、肥胖症、黑棘皮病等。肾上腺病变导致的多毛症患者可伴有紫纹、向心性肥胖、血压升高。局部外用糖皮质激素等药物可引起局部多毛，口服环孢素可引起全身性毳毛增多，药物引起的多毛症停药后可缓解（图3-19C）。先天性多毛症患者出生即发病，表现为全身毳毛增多、增粗，面部显著（图3-19D）。

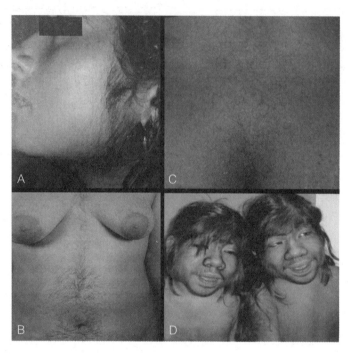

图3-19　多毛症的临床表现

（A，B：多囊卵巢综合征引起的多毛症，表现为面颊、颞部、额部、乳房中部、腹中线、脐周终毛增多，呈男性型分布；C：外用米诺地尔溶液引起的全身性多毛；D：先天性多毛症）

　　多毛症诊断的重点在于明确病因。医生通过仔细地询问病史和体格检查，评估是遗传性、药物性，还是其他原因引起的雄激素分泌增高。假如多毛的症状为突然出现并迅速加重，要首先怀疑卵巢、肾上腺或垂体肿瘤。询问病史时医生可能会特意问到这些情况：毛发增多部位、家族患病情况、局部或系统用药史、是否合并其他疾病（如2型糖尿病等），女性患者月经是否正常。医生还会关注到这些体征，包括肢端肥大、女性体征消失或男性化体征、溢乳、紫纹、向心性肥胖、高血压等。常用的实验室检查主要包括血浆总睾酮、游离睾酮、泌乳素、硫酸脱氢表雄酮（DHEA-S）、性激素结合球蛋白（SHBG）等。当发现异常时，可能还会需要内分泌或妇产科专家一起进行判断和讨论。

4. 治疗方法

多毛症的治疗方案需依据多毛程度、患者治疗需求和引起多毛症的潜在病因来制定（图3-20）。治疗关键在于去除病因。由药物引起者应及早停药，肿瘤引起者予外科切除，雄激素分泌过多的患者可口服抗雄激素的药物。我们建议肥胖患者进行科学瘦身，因为肥胖会增加体内雄激素水平，且减弱药物治疗的效果。此外，还可以行脱毛治疗改善外观。

目前的循证医学证据显示物理治疗（脱毛）、局部外用依洛尼塞乳膏、口服避孕药是多毛症的一线治疗方案。抗雄激素药物应用于中、重度多毛症患者或口服避孕药失败的患者。氟他胺可能产生严重的肝毒性，因此不推荐做为一线药物。

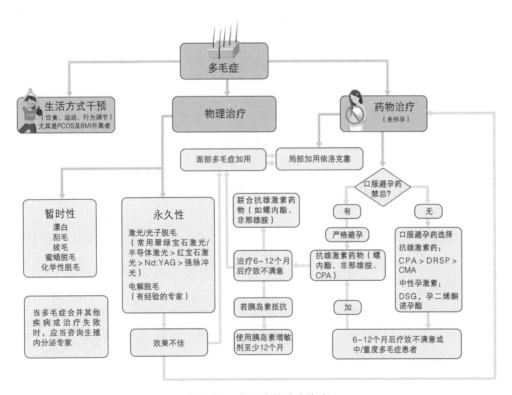

图3-20 多毛症的治疗方案

（PCOS：多囊卵巢综合征；BMI：身体质量指数；Nd：YAG：掺钕钇铝石榴石激光；CPA：醋酸环丙孕酮；DRSP：屈螺酮；CMA：醋酸氯地孕酮）

◎药物治疗

药物治疗是通过抑制雄激素合成或阻断雄激素在皮肤中发挥作用，使毛发重新回到青春期前的毳毛形态。口服药物一般在用药后9~12个月达到最佳疗效，常用药包括口服避孕药、抗雄激素药物（螺内酯、醋酸环丙孕酮、氟他胺、非那雄胺）、糖皮质激素等。应特别注意，抗雄激素药物会导致男性胎儿女性化，因此使用期间需要严格避孕。

外用药物

局部外用依洛尼塞乳膏可以通过抑制L-鸟氨酸脱羧酶，减慢毛发的生长速度（主要抑制毛囊细胞的生长和分化）。目前美国FDA只批准该药外用于面部脱毛，每天2次，连用8周，在激光脱毛的间隙使用可延缓毛发生长的速度。不良反应主要包括皮肤刺激、红斑、瘙痒等。

口服药物

口服避孕药的主要成分是孕激素和少量雌激素。通过抑制卵巢功能、提升性激素结合球蛋白的水平来抑制血浆睾酮，尤其是游离睾酮的水平，从而改善多毛症状，其主要不良反应为阴道出血、静脉血栓形成等。

螺内酯是利尿剂，但同时也是一种激素调节剂，通过选择性抑制肾上腺皮质产生睾酮，以及竞争性地结合雄激素受体发挥作用。螺内酯治疗多毛症的剂量为每天2次，每次100mg。最常见的不良反应是月经紊乱、性欲降低、乳房胀痛、血钾升高等。

醋酸环丙孕酮既可以抑制雄激素合成，又可以阻断双氢睾酮与雄激素受体的结合，如同时口服乙炔雌二醇可有明显疗效。副作用包括性欲丧失、疲劳，该药禁用于肝病患者。

氟他胺是一种非激素类抗雄激素药物，可以竞争性结合雄激素受体，剂量为每天2次，每次120~250mg。低剂量时不良反应少，仅有一过性恶心、头痛。剂量较大时可有皮肤干燥、性欲下降、胃肠道反应和肝功能损害。

非那雄胺是一种非激素类抗雄激素药物。通过拮抗5α还原酶，从而抑制睾酮转化为双氢睾酮，每天口服2.5mg可以改善多毛症状。非那雄胺的主要不良反应，是雄激素相关生理作用被抑制，男性可能会出现勃起功能障碍、性欲减退、精子数减少、男性乳房发育等，女性可能引起男性胎儿的生长发育畸形，也可能影响正常月经周期、乳房触痛等表现。

糖皮质激素对肾上腺功能有抑制作用，先天性肾上腺增生的患者每晚口服泼尼松5~7.5mg可改善多毛症状。然而，糖皮质激素的过量应用（甚至在推荐剂量下）可发生严重的不良反应，如骨质疏松、肾上腺萎缩等。

促性腺激素释放激素激动剂可以代替口服避孕药。在PCOS患者中，二甲双胍或噻唑烷二酮类药物可提高外周组织对胰岛素的敏感性，降低雄激素水平，从而改善多毛症状。

◎皮肤美容治疗

脱毛的方法包括暂时性脱毛和永久性脱毛。暂时性脱毛包括剃毛、拔毛、化学性脱毛、蜜蜡脱毛等，目前临床应用较少。永久性脱毛技术包括电解、激光/光子脱毛，其中应用最广泛的是激光/光子脱毛。常用的激光/光子脱毛技术包括：半导体激光（800nm、810nm）、强脉冲光（IPL 500~1200nm）、翠绿宝石激光（755nm）、掺钕钇铝石榴石激光（Nd：YAG，1064nm）、红宝石激光（694nm）等。

激光脱毛前需要将毛发彻底刮除，黑发毛囊和毛干中含有丰富的黑色素，这些黑色素可以吸收光的能量并将其转化为热能，导致毛囊部位的温度升高。高温可以破坏毛囊组织，达到祛毛的效果（图3-21）。正常情况下，激光术后会有轻度烧灼感，2~3小时内即可消失。部分区域可有轻微红肿，无须包扎，局部外涂抗生素软膏，2~3天即可恢复。激光脱毛术后不良反应较少，包括水疱、色素沉着和色素减退。

激光脱毛依赖于黑色素的存在，因此毛发粗黑的个体脱毛效果好，而毛发细软色淡的个体，脱毛效果较差，需要脱毛次数较多。此外，由于激光仅对生长期毛发起作用，而一部分处于休止期和退行期的毛发需要一定时间才能重新进入生长期，因此激光脱毛需要进行多次治疗（脱毛间隔时间一个半月左右），待处于休止期或退行期的毛发重新进入生长期后再次脱毛，方能实现较好的脱毛效果。

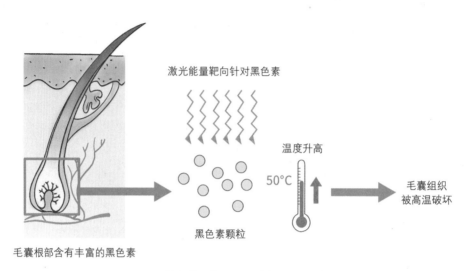

激光能量靶向针对黑色素

温度升高

50℃

毛囊组织
被高温破坏

黑色素颗粒

毛囊根部含有丰富的黑色素

图3-21　激光脱毛的原理（选择性光热作用）

问：多毛症会遗传吗？

答：部分多毛症会遗传。

先天性多毛症是罕见的基因紊乱疾病，有遗传因素的参与。此外，多囊卵巢综合征（PCOS）是多毛症最常见的病因，它是不同因素导致的疾病，可以是常染色体显性遗传或复杂的多基因遗传模式。这类多毛症和遗传相关。而肝源性多毛症、药物引起的多毛症等和遗传无关。

问：经常脱毛会让毛发生长变快变多吗？

答：任何脱毛方式都不会让毛发生长变快变多。

我们经常会碰到有些人说"不要刮毛，越刮越粗，越刮长得越快越多"，这是错误的。这种说法可能来源于刮毛后，原来细软的毛发末端变得粗硬，由此给人带来的错觉。刮毛本身不会损伤或刺激到毛囊，因此并不会改变毛发的生长周期和数量，而反复拔毛或激光脱毛均会损伤毛囊，让毛发变细软，生长速度减慢。

问：患多毛症的女性会更容易得多囊卵巢综合征吗？

答：患多毛症的女性不一定容易得多囊卵巢综合征（PCOS），但患有

PCOS的患者多伴有多毛症。

72%~82%多毛症患者的基础疾病为PCOS。多毛症状明显的患者通常伴有高雄激素血症，而PCOS是引起高雄激素血症的最常见原因。

问：女性绝经后会减轻多毛症症状吗？

答：不是所有女性绝经后多毛症都可以减轻，有部分多毛症患者在绝经后多毛症状会持续存在一段时间。

很多人认为，绝经后卵巢功能下降，因此卵巢分泌的雄激素水平下降，这样多毛症症状会减轻。但其实不然，在绝经期前，引起高雄激素血症的最主要、最常见的原因是PCOS。在自然绝经的PCOS患者中，卵巢合成睾酮的功能并非断崖式下降，也就是说自然绝经后，体内睾酮水平不是短时间内快速下降，因此高雄激素血症的症状会持续存在一段时间。除PCOS以外，卵巢或肾上腺肿瘤、卵巢滤泡膜细胞增生、先天性肾上腺增生、绝经后服用激素替代药物均会在绝经期患者中引起高雄激素血症的症状，这类人群绝经后，多毛症也不会减轻。

（本节照片由撰写医生提供）

撰写：禚风麟、李曼（北京友谊医院）

审核：杨勤萍（复旦大学附属华山医院）

八、白发

1. 定义及发病情况

白发，又称白发症或灰发症，是常见的毛发色素异常，可分为生理性和病理性白发。老年性白发，属于生理性白发。青少年时期便开始出现白发则称少年白发（又称头发早白），属于病理性白发。此外，先天性白发者大多出生时即有部分或全部白发，但也有在出生后出现，呈常染色体显性或隐性遗传。

随着年龄的增大，人的白发会变多。相较于年轻人，老年人的白发率更高、白发比例更高。国外学者通过流行病学调查提出了著名的"50定律"，即在50

岁时50%的人有50%以上的白发。不过后来经过全球性大样本的人群调查发现，在50岁时长50%以上白发的人只占6%～23%，并且亚洲人和非洲人的比例要低一些，60～65岁这一阶段91%的人有40%的白发。不同人种出现白发的平均年龄不同，在高加索人种中出现白发的平均年龄是34±9.6岁，黑人是43.9±10.3岁，而韩国人是41.6±13.1岁。头发早白没有一个统一年龄界限，通常情况下，高加索人指20岁以前，非裔美国人指30岁以前，亚洲人指25岁以前。目前我国没有明确的头发早白的年龄界定，人们习惯上认为青年以前出现白发即为头发早白。

国内一项研究发现：在3396名学生群体中，小学、初中、高中学生的白发率分别是5.7%、13.9%、33%。平均白发率为15%、年龄为7～18岁且无性别差异。其中轻中度占整体白发总数82.5%。湖南吉首大学的调查中发现，19～26岁的385名大学生中，白发发生率47.27%，比国内报道的白发发生率（15%～32%）要高。国外的调查也显示了同样规律。土耳其的一项调查中发现：年龄15～65岁的1541名参与者中，白发率为69%。随年龄增长，白发人数逐渐增多（图3-22）。白发出现的平均年龄是32.9±9.8岁，女性为31.7±9.5岁，男性为33.7±10.0岁。

2.病因及发病机制

白发的发生与黑素颗粒密切相关，毛发中黑素颗粒有真黑素和褐黑素两种，

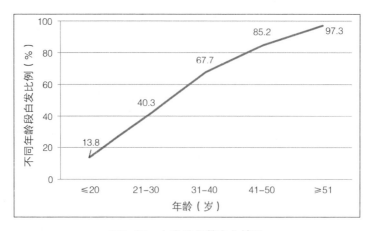

图3-22 白发随年龄变化情况

两者比例不同，可造成毛发颜色的差异。真黑素色深，见于黑发及白种人的浅黑发中；褐黑素色淡，多见于红发及黄发中。黑素颗粒由黑素细胞合成，该合成过程是由限速酶酪氨酸酶参与的氧化反应。黑素细胞产生的黑素颗粒随着生长期的进行不断地将黑素颗粒转运给毛囊上皮细胞，从而使毛发着色。

白发产生机制有几个方面：（1）黑素细胞衰竭。（2）黑素形成的关键限速酶酪氨酸酶的活性降低。（3）参与调控细胞凋亡的原癌基因BCL-2缺失。（4）氧自由基损伤。（5）在毛发及黑素细胞的褐黑素生成中发挥关键调控作用的基因表达异常。（6）微量元素异常，比如铁在使白发变黑中会发挥作用。（7）维生素缺乏，如维生素B_{12}、叶酸和生物素缺乏可能会出现白发。此外，在印度的青少年中发现高密度脂蛋白降低，也会出现白发。

3. 临床表现与诊断

白发是容易识别的症状，但是单纯性白发还是伴发有其他症状还是需要做好鉴别。白发可以继发于白癜风、斑秃等疾病，同时一些遗传性疾病常伴发有白发，如白化病、斑驳病和组氨酸血症等，因此详细的病史对于诊断是必要的。从黑发到白发是一个逐步的过程，中间有过渡色。因此，在白发检查过程中要注意白发纯度和数量，这对判断白发程度和阶段有一定价值。局部头皮毛发检查、毛发镜检查、毛干的显微镜及电子显微镜检查是常见的诊断方法。体格检查方面应尽可能全面，包括全身皮肤黏膜及附属器检查以及各系统检查等。实验室检查除血、尿常规，肝、肾功能等常规检查外，还需要检测内分泌功能、免疫功能、微量元素、维生素D、维生素B_{12}、叶酸、铁蛋白及总铁结合力等，必要时可做基因检测。

4. 防治方法

乌黑飘逸的秀发往往是年轻活力的象征，而白发苍苍往往意味着衰老。随着现代生活水平的不断提高，人们越来越注重头发的养护及白发的防治。白发的发生发展缓慢且复杂，除遗传性白发无防治方法外，其他类型的白发防治虽非易事但也有法可依。

中医方面，有中药内服外洗、针灸推拿、药膳等方法。何首乌、当归等中药已被证明对于治疗白发症有一定疗效。五黑方为代表的药方也被报道对治疗白发症有良效。药膳如何首乌粥和芝麻核桃糖等，也被证明对白发防治有一定疗效。值得一提的是，针灸推拿可刺激相应的穴位、激发经络，对白发防治也有益处。

西医方面，有多种药物被证明对白发治疗有效，如：左旋多巴、依曲替酯等，但这些药物存在治疗时间长和停药复发等问题。在寻找有效药物的路上仍然需要大量研究，目前人们已经发现酪氨酸激酶抑制剂类药物可抑制酪氨酸激酶受体和PDGF受体而产生白发转黑的效果。相信随着医疗水平的不断进步，越来越多的良药会出现。

健康的饮食和生活习惯，对白发的防治也有良效。在饮食方面，建议合理膳食、营养均衡。富含铜、铁、酪氨酸和B族维生素的食物往往对白发防治有益处。在生活习惯方面，应养成规律的生活作息，避免熬夜、加强锻炼、适当日晒、保持乐观心情和避免紧张情绪等。

问：熬夜、抽烟、心理压力大会不会使白发增多？
答：会的，而且持续时间越长，白发增多越快。

古有伍子胥过关一夜白头，形象地说明了熬夜与白发的关系。近年来，多项研究证明了心理压力、熬夜能够促进白发早发。韩国一项人群研究发现抽烟（5年以上，每天1包以上）是头发早白的高危因素。长期抽烟会造成体内氧自由基堆积而形成氧化损伤，最终导致白发的发生。

问：吃黑芝麻、何首乌有白转黑的功效吗？
答：有效果，但是起效慢且疗效有限。

白发转黑，某种程度上反映了人们对长生不老的渴望。但遗憾的是，目前还没有理想的药物或方法来实现这一目标。何首乌和黑芝麻等中药成分，虽然对治疗白发有一定疗效，但不能根治。白发的原因复杂且机制较多，在现今医疗水平尚不能完全解决这一问题。但若能够保持愉悦的心情、健康的生活方式饮食习惯，是可以延缓白发产生的。另外，需要注意何首乌的肝损副作用。

问：经常拔掉白头发会让白发越长越多吗？

答：不会。拔白头发既不会使白发减少，也不会使白发增多。

拔头发只能拔下毛根的内根鞘及少量外根鞘，毛球部一般是拔不下来的。由于在拔的过程中毛囊隆突部难以触及，因此隆突部的干细胞不会受到拔毛的影响。干细胞增殖分化会保持原有特性，拔掉白发的毛囊再长出毛干时仍会是白发。另外，拔头发损伤的是单根头发的部分终末分化细胞，由于这些受损终末分化细胞不会释放自身抗原而造成其他毛囊的损害，故不会使白发增多。但拔发会造成出血、毛囊炎等继发性损害，建议剪去白发。

问：一夜白头的现象是怎么回事？

答：这现象虽然古今中外都有记载，但其实是一种略带夸张的说法。一夜白头是指短时间内（没有明确的时间界限）头发由黑变白的现象。

当人们遇到突然的精神打击，表现出过度悲伤、失眠、精神萎靡，就有可能出现掉头发或头发变白的现象。悲伤的情绪可影响人的神经及内分泌系统，会出现肾上腺皮质激素减少等现象。一夜白头的现象是发生在黑白头发混存的人中，属于斑秃的一种特殊表现形式：一方面，黑发比白发更易受到免疫细胞的攻击而早脱落，以致白发存留时间更长一些；另一方面，在恢复阶段白发比黑发先再生，这种现象在中老年斑秃中更明显。也有一种说法是灰发人患有弥漫性斑秃，在短期内黑发大量脱落，而白发存留，导致短期内毛发白化现象。

撰写：伍津津（陆军军医大学大坪医院）

审核：章星琪（中山大学附属第一医院）

九、毛干疾病

当看到别人拥有乌黑有光泽的秀发时，头发毛燥分叉的你是否会心生羡慕？在日常生活中，我们经常能遇见受毛干相关疾病困扰的朋友。有些毛干疾病是遗传因素导致的，还有一些是由于染发、烫发等造成的。无论是哪种原因导致的，毛干疾病都会对个人生活造成烦恼。

毛干疾病是毛干出现形态和结构的改变，可分为先天性和获得性。外胚层发育不良、某些代谢性疾病、神经系统疾病、精神疾病可以导致毛干的改变，外源性的物理化学性刺激也会引起毛干的变化。部分常见的毛干疾病如表3-2。

表3-2 常见毛干疾病

毛干疾病	毛发纵裂症	锥形断发	裂发症	结节性脆发症	羊毛状发
临床表现	头发较干燥，发梢分叉	脱发，头发稀少，很多头发刚长出皮肤表面即折断	头发极脆，毛干横断	毛干上有白色或黄色结节，呈球形或梭形，头发变脆，易折断	头发松软，毛发纤细而脆弱，呈螺旋状卷曲，外观似绵羊毛外观
病因及发病机制	烫染等理化因素刺激或营养不良等	应用细胞毒药物或放射性治疗	遗传，发干中含硫量以及半胱氨酸或胱氨酸含量均降低	遗传或后天性，毛干发育缺陷，在某些激发因素，如烫发、染发或不适当梳理	遗传
治疗方法	避免物理性和化学性损伤，正确护发，修剪发梢等	去除病因，使用护发素，补充维生素	无有效方法	先天性：补充精氨酸和限制蛋白质摄入；获得性：去除病因，避免理化性损伤	无有效方法

1. 毛发纵裂症

俗称"头发分叉"。毛发纵裂症主要见于青年女性，尤其是长发者。病发一般较干燥，在发梢部分出现分叉现象，外观类似羽毛状。

皮脂腺分泌皮脂并经导管排入毛囊、到达毛干，发挥其对毛干的滋润作用，保护头发不致开叉。当头发过长、经常烫发或吹热风、频繁用强碱性肥皂洗发、身体状况不佳以及头发生长所需的某些营养成分不足时，皮脂分泌就会失调或皮脂不能到达头发末梢，导致发梢分叉。过度搔抓头发、拔毛癖或其他毛干异常时亦可出现毛发纵裂。

减少对头发及皮脂腺的物理性和化学性损伤、减少烫发频率、尽量不用强碱性洗发剂洗发以及洗发时水温不宜过烫，都是治疗毛发纵裂症的良方。在饮食方面，可以多吃一些富含不饱和脂肪酸、蛋白质、维生素和铁、锌、钙、铜、碘等头发生长所必须营养物质的食物。应积极治疗拔毛癖或其他毛干异常的疾病。也可以将头发末端纵裂部分及距分叉处约2cm外观正常的头发剪去。修剪时，要求剪刀口锋利，修剪的方向尽量与毛干方向垂直，减少剪后继续开叉的可能。

2. 锥形断发

锥形断发主要表现为脱发、头发稀少以及很多头发刚长出皮肤表面即折断（图3-23）。使用细胞毒药物或放射性治疗后，生长期毛发的毛根中核酸及蛋白质的合成受到抑制，毛发会逐渐变细。斑秃，尤其是弥漫型斑秃，在急性期、活动性脱发时亦可出现此种生长期脱发。

使用护发素可减轻毛干的损伤，口服维生素（A、C、D、E）等能够促进毛小皮的修复。上述两种方法从病因入手，是治疗锥形断发的好方法。斑秃治疗可见第四章第一节"斑秃"的介绍。

3. 裂发症

裂发症常表现为头发极脆、毛干横断、断裂处局部无毛小皮细胞。发干中含硫量以及半胱氨酸或胱氨酸含量均降低是导致裂发症的原因。很遗憾，目前尚无治疗该病的有效方法。

4. 结节性脆发症

结节性脆发症多见于女性，表现为毛干上有数量不等的白色或黄色结节，呈球形或梭形，头发变脆，易折断（图3-24）。当毛干发育缺陷，在某些激发因素，如烫发、染发或不适当梳理（如频繁梳头）等作用下，即可引起头发结节或折断。

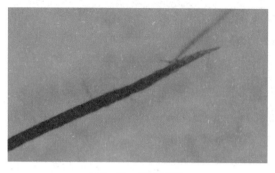

图3-23　锥形断发

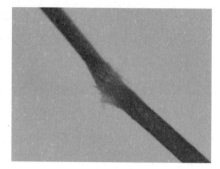

图3-24　结节性脆发症

对先天性结节性脆发症，应早期诊断和早期治疗，补充精氨酸和限制蛋白质摄入有助于治疗该症。获得性结节性脆发症的防治应在去除病因方面入手，即避免物理性和化学性损伤，日常梳头建议使用稀齿、圆头的梳子。

5. 羊毛状发

羊毛状发在出生时即发生，所有头发松软，毛发纤细而脆弱，容易断裂，呈螺旋状卷曲，外观似绵羊毛外观（图3-25）。遗传因素是导致羊毛状发的原因。目前尚无特殊治疗方法。羊毛状发可伴发眼部疾病，应早期行眼科检查以发现伴随的眼科疾病。

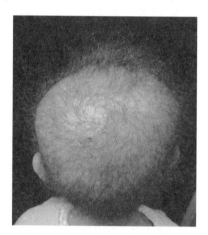

图3-25　羊毛状发

问：毛干疾病会遗传吗？

答：大多数情况下不会，但如果是先天性的就有可能会遗传。

大多数毛干疾病是营养不良、日常生活中理化因素刺激或不适当的梳理所致，不会遗传。部分是先天性毛干疾病，如念珠状发、先天性结节性脆发症、羊毛状发等会遗传。

问：如何预防毛干异常？

答：若是遗传所致，目前尚无有效的预防方法。

但无论是否是遗传所致，毛发的日常护理都十分重要，应尽量避免倒梳、机械牵拉、高温暴露、烫染、卷发等物理及化学损伤。

问：日常头发如何护理？

答：正确洗发护发，减少物理和化学性损伤。

洗发：频率因人而异，以头发不油腻不干燥为度。洗发的水温最好略高于体温，以不超过40℃为宜。洗头的时间约5~7分钟。

洗发护发程序：头发用水打湿后，先用洗发水涂抹于头发上，搓揉约1分钟，用清水冲洗干净。用护发素将头发再洗一遍。根据毛发情况和个人喜好，可以不定期使用发乳等其他护发产品。

洗发水：根据发质和头皮健康状况来选，油性发质更适合使用含有月桂醇硫酸酯钠（SLS）和月桂醇聚醚硫酸酯钠（SLES）等成分的洗发水，有较好的清洁去污能力；干性发质更适合含硅油的洗发水，可增加头发柔软性、顺滑度，使头发不易干枯分叉；中性发质，选择就很多了，适合自己即可；头屑多时，认准含有二硫化硒或酮康唑等成分的洗发水，当然，最好去皮肤科就诊，在医师指导下使用。

护发素：一般来说还是建议用护发素的，可以增加头发的光泽。使用护发素尽量少抹到头皮上，涂抹至发根1~2cm的距离即可，并且要冲洗干净。

干发：推荐自然干、按干（从上至下用毛巾轻柔按压出头发的水分，直至不滴水）、吹干（温度尽量低，吹风机与头皮保持一定距离，不要吹太久）等方式。不建议毛巾大力搓揉头发，可能造成发质损伤。

防紫外线：别忘了戴帽或打伞。长期暴露于阳光下，头发会变脆、僵硬、干燥和不易梳理，同时头发吸收水分的能力也会下降。

最后，建议降低烫染的频率，如果实在避免不了，尽量预防过敏以及加强烫染后的护理。

（本节照片由北京大学人民医院周城医生提供）

撰写：丁俊丽、徐学刚（中国医科大学附属第一医院）

审核：章星琪（中山大学附属第一医院）

参考文献

[1] SALINAS-SANTANDER M, SANCHEZ-DOMINGUEZ C, CANTU-SALINAS C, et al. Association between PTPN22 C1858T polymorphism and alopecia areata risk[J]. Exp Ther Med, 2015, 10(5): 1953-1958.

[2] KIM S K, PARK H J, CHUNG J H, et al. Association between interleukin 18 polymorphisms and alopecia areata in Koreans[J]. J Interferon Cytokine Res, 2014, 34(5): 349-353.

[3] 王婷琳, 周俊娥, 王仁利, 等. 中国六城市斑秃患病率调查[J]. 中华皮肤科杂志, 2009, 42(010): 668-670.

[4] WOLFF H, FISCHER T W, BLUME-PEYTAVI U. The Diagnosis and Treatment of Hair and Scalp Diseases[J]. Dtsch Arztebl Int, 2016, 113(21): 377-386.

[5] YOSHIMASU T, FURUKAWA F. Modified immunotherapy for alopecia areata[J]. Autoimmun Rev, 2016, 15(7): 664-667.

[6] GOH C, FINKEL M, CHRISTOS P J, et al. Profile of 513 patients with alopecia areata: associations of disease subtypes with atopy, autoimmune disease and positive family history[J]. J Eur Acad Dermatol Venereol, 2006, 20(9): 1055-1060.

[7] KASUMAGIC-HALILOVIC E, PROHIC A.[Association between alopecia areata and atopy][J]. Med Arh, 2008, 62(2): 82-84.

[8] 章星琪. 斑秃发病机理探讨[J]. 皮肤性病诊疗学杂志, 2015, 000(002): 144-147.

[9] AYTEKIN N, AKCALI C, PEHLIVAN S, et al. Investigation of interleukin-12, interleukin-17 and interleukin-23 receptor gene polymorphisms in alopecia areata[J]. J Int Med Res, 2015, 43(4): 526-534.

[10] ISLAM N, LEUNG P S, HUNTLEY A C, et al. The autoimmune basis of alopecia areata: a comprehensive review[J]. Autoimmun Rev, 2015, 14(2): 81-89.

[11] HORDINSKY M K. Overview of alopecia areata[J]. J Investig Dermatol Symp Proc, 2013, 16(1): S13-15.

[12] MCELWEE K J, GILHAR A, TOBIN D J, et al. What causes alopecia areata?[J]. Exp Dermatol, 2013, 22(9): 609-626.

[13] PETUKHOVA L, DUVIC M, HORDINSKY M, et al. Genome-wide association study in alopecia areata implicates both innate and adaptive immunity[J]. Nature, 2010, 466(7302): 113-117.

[14] LEI Z X, CHEN W J, LIANG J Q, et al. The association between rs2476601 polymorphism in PTPN22 gene and risk of alopecia areata: A meta-analysis of

case-control studies[J]. Medicine (Baltimore), 2019, 98(20): e15448.

[15] FORSTBAUER L M, BROCKSCHMIDT F F, MOSKVINA V, et al. Genome-wide pooling approach identifies SPATA5 as a new susceptibility locus for alopecia areata[J]. Eur J Hum Genet, 2012, 20(3): 326-332.

[16] BETZ R C, PETUKHOVA L, RIPKE S, et al. Genome-wide meta-analysis in alopecia areata resolves HLA associations and reveals two new susceptibility loci[J]. Nat Commun, 2015, 6: 5966.

[17] BETZ R C, KöNIG K, FLAQUER A, et al. The R620W polymorphism in PTPN22 confers general susceptibility for the development of alopecia areata[J]. 2010, 158(2): 389-391.

[18] JAGIELSKA D, REDLER S, BROCKSCHMIDT F F, et al. Follow-up study of the first genome-wide association scan in alopecia areata: IL13 and KIAA0350 as susceptibility loci supported with genome-wide significance[J]. J Invest Dermatol, 2012, 132(9): 2192-2197.

[19] MALIK K, GUTTMAN-YASSKY E. Cytokine Targeted Therapeutics for Alopecia Areata: Lessons from Atopic Dermatitis and Other Inflammatory Skin Diseases[J]. J Investig Dermatol Symp Proc, 2018, 19(1): S62-S64.

[20] MOHAN G C, SILVERBERG J I. Association of Vitiligo and Alopecia Areata With Atopic Dermatitis: A Systematic Review and Meta-analysis[J]. JAMA Dermatol, 2015, 151(5): 522-528.

[21] CHU S Y, CHEN Y J, TSENG W C, et al. Comorbidity profiles among patients with alopecia areata: the importance of onset age, a nationwide population-based study[J]. J Am Acad Dermatol, 2011, 65(5): 949-956.

[22] LYNN P, MADELEINE D, MARIA H, et al. Genome-wide association study in alopecia areata implicates both innate and adaptive immunity[J]. 2018, 2010年466卷7302期(7302): 113-117.

[23] ZHANG X, ZHAO Y, YE Y, et al. Lesional infiltration of mast cells, Langerhans cells, T cells and local cytokine profiles in alopecia areata[J]. Archives of dermatological research, 2015, 307(4): 319-331.

[24] INUI S, NOGUCHI F, NAKAJIMA T, et al. Serum thymus and activation-regulated chemokine as disease activity and response biomarker in alopecia areata[J]. J Dermatol, 2013, 40(11): 881-885.

[25] PHAN K, SEBARATNAM D F. JAK inhibitors for alopecia areata: a systematic review and meta-analysis[J]. J Eur Acad Dermatol Venereol, 2019, 33(5): 850-

856.

[26] ZHANG X, MCELWEE K J. Allergy promotes alopecia areata in a subset of patients[J]. Exp Dermatol, 2020, 29(3): 239–242.

[27] XING L, DAI Z, JABBARI A, et al. Alopecia areata is driven by cytotoxic T lymphocytes and is reversed by JAK inhibition[J]. Nat Med, 2014, 20(9): 1043–1049.

[28] RAJABI F, DRAKE L A, SENNA M M, et al. Alopecia areata: a review of disease pathogenesis[J]. Br J Dermatol, 2018, 179(5): 1033–1048.

[29] SIMAKOU T, BUTCHER J P, REID S, et al. Alopecia areata: A multifactorial autoimmune condition[J]. J Autoimmun, 2019, 98: 74–85.

[30] LOH S H, MOON H N, LEW B L, et al. Role of T helper 17 cells and T regulatory cells in alopecia areata: comparison of lesion and serum cytokine between controls and patients[J]. J Eur Acad Dermatol Venereol, 2018, 32(6): 1028–1033.

[31] 杨建, 赵莹, 章星琪. 精神应激事件与斑秃发病的相关性分析[J]. 皮肤性病诊疗学杂志, 2009, 16(004): 247–250.

[32] 中国斑秃诊疗指南(2019)[J]. 临床皮肤科杂志, 2020, 49(02): 69–72.

[33] 赵莹, 蔡泽明, 巩毓刚, 等. 斑秃皮损的皮肤镜影像及其与临床病理的关系[J]. 中华皮肤科杂志, 2011, 44(1): 30–34.

[34] 章星琪. 常见脱发疾病皮肤镜征象与病理的联系[J]. 临床皮肤科杂志, 2011, 040(012): 771–774.

[35] OLSEN E A, HORDINSKY M K, PRICE V H, et al. Alopecia areata investigational assessment guidelines––Part II. National Alopecia Areata Foundation[J]. J Am Acad Dermatol, 2004, 51(3): 440–447.

[36] 李水凤, 赵莹, 巩毓刚, 等. 拔毛癖的临床表现、组织病理及皮肤镜特征[J]. 中国麻风皮肤病杂志, 2014, (06): 37–40.

[37] 章星琪. 拔毛癖的临床诊治进展[J]. 皮肤性病诊疗学杂志, 2013, (02): 140–142.

[38] YE Y, ZHANG X, ZHAO Y, et al. The clinical and trichoscopic features of syphilitic alopecia[J]. J Dermatol Case Rep, 2014, 8(3): 78–80.

[39] 周城, 张建中. 先天性秃发/少毛症[J]. 中国医学文摘(皮肤科学), 2016, 33(04): 445–449+6.

[40] 蔡泽明, 赵莹, 杨建, 等. 斑秃患者189例的疗效与临床和病理的相关关系[J]. 中国皮肤性病学杂志, 2011, (07): 538–541.

[41] 章星琪. 重症斑秃的治疗策略[J]. 中国医学文摘–皮肤科学, 2016, (4): 471–474.

[42] 曹慧, 杨雨清, 李水凤, 等. 强效糖皮质激素局部封包法治疗儿童斑秃疗效观察[J]. 临

床皮肤科杂志, 2015, (10).

[43] MESSENGER A G, MCKILLOP J, FARRANT P, et al. British Association of Dermatologists' guidelines for the management of alopecia areata 2012[J]. Br J Dermatol, 2012, 166(5): 916–926.

[44] TOSTI A, PIRACCINI B M, PAZZAGLIA M, et al. Clobetasol propionate 0.05% under occlusion in the treatment of alopecia totalis/universalis[J]. J Am Acad Dermatol, 2003, 49(1): 96–98.

[45] 袁晋, 吴文育, 宋萌萌, 等. 两种糖皮质激素注射液皮损内注射治疗活动期斑秃的临床疗效观察[J]. 中华皮肤科杂志, 2011, (04): 285–287.

[46] 詹济滂, 叶艳婷, 薛紫, 等. 二苯环丙烯酮局部免疫治疗难治性斑秃的疗效分析[J]. 中山大学学报医学版, 2018, 39(005): 693–701.

[47] 巩毓刚, 赵莹, 张小婷, 等. 局部免疫法治疗重型斑秃的疗效及作用机制分析[J]. 中山大学学报, 2012, 33(2): 216–222.

[48] ALKHALIFAH A, ALSANTALI A, WANG E, et al. Alopecia areata update: part II. Treatment[J]. J Am Acad Dermatol, 2010, 62(2): 191–202, quiz 3–4.

[49] GUO L, FENG S, SUN B, et al. Benefit and risk profile of tofacitinib for the treatment of alopecia areata: a systemic review and meta–analysis[J]. J Eur Acad Dermatol Venereol, 2020, 34(1): 192–201.

[50] LIU L Y, KING B A. Ruxolitinib for the treatment of severe alopecia areata[J]. J Am Acad Dermatol, 2019, 80(2): 566–568.

[51] BOKHARI L, SINCLAIR R. Treatment of alopecia universalis with topical Janus kinase inhibitors – a double blind, placebo, and active controlled pilot study[J]. Int J Dermatol, 2018, 57(12): 1464–1470.

[52] PENZI L R, YASUDA M, MANATIS–LORNELL A, et al. Hair Regrowth in a Patient With Long–standing Alopecia Totalis and Atopic Dermatitis Treated With Dupilumab[J]. JAMA Dermatol, 2018, 154(11): 1358–1360.

[53] HARADA K, IRISAWA R, ITO T, et al. The effectiveness of dupilumab in patients with alopecia areata who have atopic dermatitis: a case series of seven patients[J]. Br J Dermatol, 2020, 183(2): 396–397.

[54] CHUNG J, SLAUGHT C L, SIMPSON E L. Alopecia areata in 2 patients treated with dupilumab: New onset and worsening[J]. JAAD Case Rep, 2019, 5(8): 643–645.

[55] HARRISON S, SINCLAIR R. Telogen effluvium[J]. Clin Exp Dermatol, 2002, 27(5): 389–395.

[56] ATTON A V, TUNNESSEN W W, JR. Alopecia in children: the most common causes[J]. Pediatr Rev, 1990, 12(1): 25–30.

[57] NNORUKA E N, OBIAGBOSO I, MADUECHESI C. Hair loss in children in South–East Nigeria: common and uncommon cases[J]. Int J Dermatol, 2007, 46 Suppl 1: 18–22.

[58] WHITING D A. Chronic telogen effluvium: increased scalp hair shedding in middle–aged women[J]. J Am Acad Dermatol, 1996, 35(6): 899–906.

[59] TRUEB R M. Systematic approach to hair loss in women[J]. J Dtsch Dermatol Ges, 2010, 8(4): 284–297.

[60] BREITKOPF T, LEUNG G, YU M, et al. The basic science of hair biology: what are the causal mechanisms for the disordered hair follicle?[J]. Dermatol Clin, 2013, 31(1): 1–19.

[61] PRICE V H. Treatment of hair loss[J]. N Engl J Med, 1999, 341(13): 964–973.

[62] PAUS R, COTSARELIS G. The biology of hair follicles[J]. N Engl J Med, 1999, 341(7): 491–497.

[63] KLIGMAN A M. The human hair cycle[J]. J Invest Dermatol, 1959, 33: 307–316.

[64] WF B. Telogen effluvium[M]. Informa Health Care, 2008.

[65] HEADINGTON J T. Telogen effluvium. New concepts and review[J]. Arch Dermatol, 1993, 129(3): 356–363.

[66] LIYANAGE D, SINCLAIR R. Telogen Effluvium[J]. 2016, 3(2): 13.

[67] MALKUD S. Telogen Effluvium: A Review[J]. J Clin Diagn Res, 2015, 9(9): WE01–3.

[68] DAWBER R S N, BARTH J. Diffuse alopecia: Endocrine, metabolic and chemical influences on the follicular cycle[M]. Oxford: Blackwell Science, 1997.

[69] RASHEED H, MAHGOUB D, HEGAZY R, et al. Serum ferritin and vitamin d in female hair loss: do they play a role?[J]. Skin Pharmacol Physiol, 2013, 26(2): 101–107.

[70] CHEUNG E J, SINK J R, ENGLISH III J C. Vitamin and Mineral Deficiencies in Patients With Telogen Effluvium: A Retrospective Cross–Sectional Study[J]. J Drugs Dermatol, 2016, 15(10): 1235–1237.

[71] BREGY A, TRUEB R M. No association between serum ferritin levels >10 microg/l and hair loss activity in women[J]. Dermatology, 2008, 217(1): 1–6.

[72] RUSHTON D H. Nutritional factors and hair loss[J]. Clin Exp Dermatol, 2002, 27(5): 396–404.

[73] SINCLAIR R. There is no clear association between low serum ferritin and chronic diffuse telogen hair loss[J]. Br J Dermatol, 2002, 147(5): 982–984.

[74] KANTOR J, KESSLER L J, BROOKS D G, et al. Decreased serum ferritin is associated with alopecia in women[J]. J Invest Dermatol, 2003, 121(5): 985–988.

[75] OLSEN E A, REED K B, CACCHIO P B, et al. Iron deficiency in female pattern hair loss, chronic telogen effluvium, and control groups[J]. J Am Acad Dermatol, 2010, 63(6): 991–999.

[76] TROST L B, BERGFELD W F, CALOGERAS E. The diagnosis and treatment of iron deficiency and its potential relationship to hair loss[J]. J Am Acad Dermatol, 2006, 54(5): 824–844.

[77] BERGFELD W F, MULINARI–BRENNER F. Shedding: how to manage a common cause of hair loss[J]. Cleve Clin J Med, 2001, 68(3): 256–261.

[78] MITEVA M. Alopecia[M]. 北京: 北京大学医学出版社, 2020.

[79] FATANI M I, BIN MAHFOZ A M, MAHDI A H, et al. Prevalence and factors associated with telogen effluvium in adult females at Makkah region, Saudi Arabia: A retrospective study[J]. Journal of Dermatology & Dermatologic Surgery, 2015, 19(1): 27–30.

[80] KANWAR A J, NARANG T. Anagen effluvium[J]. Indian J Dermatol Venereol Leprol, 2013, 79(5): 604–612.

[81] DANESHPAZHOOH M, MAHMOUDI H R, REZAKHANI S, et al. Loss of normal anagen hair in pemphigus vulgaris[J]. Clin Exp Dermatol, 2015, 40(5): 485–488.

[82] ELHASSANI, SAMI B J C T. The many faces of methylmercury poisoning[J]. 1982, 19(8): 875–906.

[83] Mayo Clinic. Chemotherapy and hair loss: What to expect during treatment[EB/OL]. http://www.mayoclinic.com/ health/hair–loss/CA00037. Last accessed on Jun 10, 2012.

[84] MALAKAR S S, MEHTA P R, MALAKAR S S. Tulipoid Hair: Anagen Effluvium Marker![J]. Int J Trichology, 2018, 10(4): 188–190.

[85] DAHLIA. Anagen Effluvium[M]. Treasure Island (FL): StatPearls Publishing, 2021.

[86] YUN S J, KIM S J. Hair loss pattern due to chemotherapy–induced anagen effluvium: a cross–sectional observation[J]. Dermatology, 2007, 215(1): 36–40.

[87] BADEN H P, KVEDAR J C, MAGRO C M. Loose anagen hair as a cause of hereditary hair loss in children[J]. Arch Dermatol, 1992, 128(10): 1349–1353.

[88] RAKOWSKA A, ZADURSKA M, CZUWARA J, et al. Trichoscopy findings in loose

anagen hair syndrome: rectangular granular structures and solitary yellow dots[J]. J Dermatol Case Rep, 2015, 9(1): 1-5.

[89] WITKOWSKI A M, SCHWARTZ R A, JANNIGER C K. Trichotillomania: an important psychocutaneous disorder[J]. Cutis, 2010, 86(1): 12-16.

[90] SZEPIETOWSKI J C, SALOMON J, PACAN P, et al. Frequency and treatment of trichotillomania in Poland[J]. Acta Derm Venereol, 2009, 89(3): 267-270.

[91] FRANKLIN M E, ZAGRABBE K, BENAVIDES K L. Trichotillomania and its treatment: a review and recommendations[J]. Expert review of neurotherapeutics, 2011, 11(8): 1165-1174.

[92] LOCHNER C, STEIN D J, WOODS D, et al. The validity of DSM-IV-TR criteria B and C of hair-pulling disorder (trichotillomania): evidence from a clinical study[J]. Psychiatry research, 2011, 189(2): 276-280.

[93] STEIN D J, GRANT J E, FRANKLIN M E, et al. Trichotillomania (hair pulling disorder), skin picking disorder, and stereotypic movement disorder: toward DSM-V[J]. Depression and anxiety, 2010, 27(6): 611-626.

[94] SAH D E, KOO J, PRICE V H. Trichotillomania[J]. Dermatologic therapy, 2008, 21(1): 13-21.

[95] HAUTMANN G, HERCOGOVA J, LOTTI T. Trichotillomania[J]. J Am Acad Dermatol, 2002, 46(6): 807-21; quiz 22-26.

[96] DIMINO-EMME L, CAMISA C. Trichotillomania associated with the "Friar Tuck sign" and nail-biting[J]. Cutis, 1991, 47(2): 107-110.

[97] ABRAHAM L S, TORRES F N, AZULAY-ABULAFIA L. Dermoscopic clues to distinguish trichotillomania from patchy alopecia areata[J]. An Bras Dermatol, 2010, 85(5): 723-726.

[98] GALLOUJ S, RABHI S, BAYBAY H, et al.[Trichotemnomania associated to trichotillomania: a case report with emphasis on the diagnostic value of dermoscopy][J]. Annales de dermatologie et de venereologie, 2011, 138(2): 140-141.

[99] LEE D Y, LEE J H, YANG J M, et al. The use of dermoscopy for the diagnosis of trichotillomania[J]. Journal of the European Academy of Dermatology and Venereology : JEADV, 2009, 23(6): 731-732.

[100] INUI S, NAKAJIMA T, NAKAGAWA K, et al. Clinical significance of dermoscopy in alopecia areata: analysis of 300 cases[J]. International journal of dermatology, 2008, 47(7): 688-693.

[101] IHM C W, HAN J H. Diagnostic value of exclamation mark hairs[J]. Dermatology

(Basel, Switzerland), 1993, 186(2): 99-102.

[102] RUDNICKA L, OLSZEWSKA M, RAKOWSKA A, et al. Trichoscopy update 2011[J]. Journal of dermatological case reports, 2011, 5(4): 82-88.

[103] NEILA IGLESIAS J, RODRí GUEZ PICHARDO A, GARCí A BRAVO B, et al. Masquerading of trichotillomania in a family with monilethrix[J]. European journal of dermatology : EJD, 2011, 21(1): 133.

[104] PINKUS H. Multiple hairs (Flemming-Giovannini; report of two cases of pili multigemini and discussion of some other anomalies of the pilary complex[J]. The Journal of investigative dermatology, 1951, 17(5): 291-301.

[105] FU J M, STARACE M, TOSTI A. A new dermoscopic finding in healthy children[J]. Archives of dermatology, 2009, 145(5): 596-597.

[106] INUI S. Trichoscopy for common hair loss diseases: algorithmic method for diagnosis[J]. The Journal of dermatology, 2011, 38(1): 71-75.

[107] HANTASH B M, SCHWARTZ R A. Traction alopecia in children[J]. Cutis, 2003, 71(1): 18-20.

[108] OLSEN E A, BERGFELD W F, COTSARELIS G, et al. Summary of North American Hair Research Society (NAHRS)-sponsored Workshop on Cicatricial Alopecia, Duke University Medical Center, February 10 and 11, 2001[J]. J Am Acad Dermatol, 2003, 48(1): 103-110.

[109] PRADHAN P, D'SOUZA M, BADE B A, et al. Psychosocial impact of cicatricial alopecias[J]. Indian J Dermatol, 2011, 56(6): 684-688.

[110] 赵辨. 中国临床皮肤病学[M]. 南京: 江苏凤凰科学技术出版社, 2017.

[111] 章星琪. 皮肤镜在脱发疾病中的应用[J]. 临床皮肤科杂志, 2014, 43(08): 505-508.

[112] 章星琪. 原发性瘢痕性脱发的研究进展[J]. 中国皮肤性病学杂志, 2013, 27(02): 196-200.

[113] 杨淑霞. 原发性瘢痕性脱发发病机制和治疗研究进展[J]. 中国医学文摘(皮肤科学), 2016, 33(04): 496-502.

[114] HARRIES M J, SINCLAIR R D, MACDONALD-HULL S, et al. Management of primary cicatricial alopecias: options for treatment[J]. Br J Dermatol, 2008, 159(1): 1-22.

[115] 曹阿勇, 庞水发, 黎志明, 等. 瘢痕性秃发的整复治疗[J]. 解剖与临床, 2005, (02): 117-119.

[116] 张伟, 韩夫, 计鹏, 等. 瘢痕性秃发手术方法选择及临床疗效评估[J]. 中国医师杂志, 2017, 19(05): 650-655.

[117] 王光华, 卫伟, 卢雪涛. 扩张器在修复瘢痕性秃发中的应用[J]. 中国美容整形外科杂志, 2017, 28(07): 431–435.

[118] 高景恒. 美容外科学[M]. 北京: 北京科学技术出版社, 2012.

[119] 蒋文杰, 王梦, 王博, 等. 毛囊取出移位种植矫正瘢痕性秃发术后毛发方向错乱[J]. 中华整形外科杂志, 2020, 36(10): 1085–1087.

[120] JIMENEZ-ACOSTA F, PONCE I. Follicular unit hair transplantation: current technique[J]. Actas Dermosifiliogr, 2010, 101(4): 291–306.

[121] INUI S, ITAMI S. Dr Shoji Okuda (1886–1962): the great pioneer of punch graft hair transplantation[J]. J Dermatol, 2009, 36(10): 561–562.

[122] BARR L, BARRERA A. Use of hair grafting in scar camouflage[J]. Facial Plast Surg Clin North Am, 2011, 19(3): 559–568.

[123] 祝飞, 张菊芳, 刘筱雯, 等. 自体毛囊单位提取技术在瘢痕性秃发中的应用[J]. 中国美容整形外科杂志, 2017, 28(09): 523–524+8.

[124] 王勇, 李兴东, 马文熙. 头皮扩张术结合毛发移植术治疗大面积瘢痕性秃发[J]. 中国美容医学, 2020, 29(09): 64–66.

[125] 戴叶芹, 许爱娥. 微小毛胚移植辅助治疗头皮线状硬皮病一例[J]. 中华皮肤科杂志, 2014, 47(11): 826–827.

[126] 周城, 张建中. 先天性秃发/少毛症[J]. 中国医学文摘(皮肤科学), 2016, 33(04): 445–449+6.

[127] JUST M, RIBERA M, FUENTE M J, et al. Hereditary hypotrichosis simplex[J]. Dermatology (Basel, Switzerland), 1998, 196(3): 339–342.

[128] MAXFIELD L, COOK C. Loose Anagen Syndrome[M]. StatPearls. Treasure Island (FL). 2021.

[129] CHABCHOUB I, SOUISSI A. Monilethrix[M]. StatPearls. Treasure Island (FL). 2021.

[130] CHIEN A J, VALENTINE M C, SYBERT V P. Hereditary woolly hair and keratosis pilaris[J]. J Am Acad Dermatol, 2006, 54(2 Suppl): S35–S39.

[131] PENA-ROMERO A G, SAEZ-DE-OCARIZ M, TOUSSAINT-CAIRE S, et al. Clinical, trichoscopy, and light microscopic findings in hypohidrotic ectodermal dysplasia: Report of 21 patients and a review of the literature[J]. Pediatric dermatology, 2021, 38(2): 442–448.

[132] FERNANDEZ-CREHUET P, VANO-GALVAN S, MARTORELL-CALATAYUD A, et al. Clinical and trichoscopic characteristics of temporal triangular alopecia: A multicenter study[J]. J Am Acad Dermatol, 2016, 75(3): 634–637.

[133] ROSENFIELD R L. Clinical practice. Hirsutism[J]. N Engl J Med, 2005, 353(24): 2578-2588.

[134] BOLOGNIA J L, JORIZZO J L, RAPINI R P. 皮肤病学[M]. 北京: 北京大学医学出版社, 2015.

[135] GARGALLO V, GUTIERREZ C, VANACLOCHA F, et al. Generalized Hypertrichosis Due to Topical Minoxidil[J]. 2015, 106(7): 599-600.

[136] CERVANTES A, GARCIA-DELGADO C, FERNANDEZ-RAMIREZ F, et al. Congenital hypertrichosis universalis in Mexican female twins[J]. Int J Dermatol, 2016, 55(1): e29-31.

[137] SOMANI N, TURVY D. Hirsutism: an evidence-based treatment update[J]. Am J Clin Dermatol, 2014, 15(3): 247-266.

[138] WOLF J E, JR., SHANDER D, HUBER F, et al. Randomized, double-blind clinical evaluation of the efficacy and safety of topical eflornithine HCl 13.9% cream in the treatment of women with facial hair[J]. Int J Dermatol, 2007, 46(1): 94-98.

[139] SEARLE T N, AL-NIAIMI F, ALI F R. Spironolactone in dermatology: uses in acne and beyond[J]. Clin Exp Dermatol, 2020, 45(8): 986-993.

[140] PASQUALI R, GAMBINERI A. Therapy in endocrine disease: treatment of hirsutism in the polycystic ovary syndrome[J]. Eur J Endocrinol, 2014, 170(2): R75-90.

[141] LEE C M. Laser-assisted hair removal for facial hirsutism in women: A review of evidence[J]. J Cosmet Laser Ther, 2018, 20(3): 140-144.

[142] 孙林潮, 高天文, 赵丽莎, 等. 激光脱毛术——激光美容系列讲座六[J]. 中国美容医学, 2003, (06): 670-672.

[143] FERNANDEZ A A, FRANCA K, CHACON A H, et al. From flint razors to lasers: a timeline of hair removal methods[J]. J Cosmet Dermatol, 2013, 12(2): 153-162.

[144] BODE D, SEEHUSEN D A, BAIRD D. Hirsutism in women[J]. Am Fam Physician, 2012, 85(4): 373-380.

[145] DAVISON S L, BELL R, DONATH S, et al. Androgen levels in adult females: changes with age, menopause, and oophorectomy[J]. J Clin Endocrinol Metab, 2005, 90(7): 3847-3853.

[146] ROTHMAN M S, WIERMAN M E. How should postmenopausal androgen excess be evaluated?[J]. Clin Endocrinol (Oxf), 2011, 75(2): 160-164.

[147] 方红. 白发症与系统疾病[J]. 中国医学文摘:皮肤科学, 2016, 033(004): 491-495.

[148] 曲珍仪, 刘颖. 中药治疗白发和脱发的作用及其作用机制研究进展[J]. 中医药临床杂

志, 2017, 29(05): 750–754.

[149] KEOGH E V, WALSH R J. Rate of greying of human hair[J]. Nature, 1965, 207(999): 877–878.

[150] PANHARD S, LOZANO I, LOUSSOUARN G. Greying of the human hair: a worldwide survey, revisiting the '50' rule of thumb[J]. The British journal of dermatology, 2012, 167(4): 865–873.

[151] KUMAR A B, SHAMIM H, NAGARAJU U. Premature Graying of Hair: Review with Updates[J]. Int J Trichology, 2018, 10(5): 198–203.

[152] TOBIN D J, PAUS R. Graying: gerontobiology of the hair follicle pigmentary unit[J]. Exp Gerontol, 2001, 36(1): 29–54.

[153] BANGALORE K A, HUMA S, UMASHANKAR N. Premature Graying of Hair: Review with Updates[J]. International journal of trichology, 2018, 10(5).

[154] TOBIN D J, PAUS R. Graying: gerontobiology of the hair follicle pigmentary unit[J]. Experimental Gerontology, 2001, 36(1).

[155] JO S J, PAIK S H, CHOI J W, et al. Hair graying pattern depends on gender, onset age and smoking habits[J]. Acta Derm Venereol, 2012, 92(2): 160–161.

[156] JIN J S, HWAN P S, WOO C J, et al. Hair graying pattern depends on gender, onset age and smoking habits[J]. Acta dermato–venereologica, 2012, 92(2).

[157] SUH D W, KIM M J, LEE E J, et al. Premature graying of scalp hairs treated with ferrous sulfate[J]. Journal of Dermatology, 2012, 39(2).

[158] SHIN H, RYU H H, YOON J, et al. Association of premature hair graying with family history, smoking, and obesity: a cross–sectional study[J]. J Am Acad Dermatol, 2015, 72(2): 321–327.

[159] 刘林兴, 梁艳风, 吕淑琴, 等. 3396名中小学生白发情况的调查分析[J]. 中国校医, 1993, (01): 21–23.

[160] ACER E, ARSLANTAŞ D, EMIRAL G, et al. Clinical and epidemiological characteristics and associated factors of hair graying: a population–based, cross–sectional study in Turkey[J]. An Bras Dermatol, 2020, 95(4): 439–446.

[161] RABBANI P, TAKEO M, CHOU W, et al. Coordinated activation of Wnt in epithelial and melanocyte stem cells initiates pigmented hair regeneration[J]. Cell, 2011, 145(6): 941–955.

[162] 付庆霞, 王海苹. 白发病因与发病机理研究现状[J]. 光明中医, 2009, 24(02): 375–377.

[163] 马铭, 任汉强. 血清生物素、维生素B_(12)及叶酸对过早白发症的价值[J]. 检验医学,

2019, 34(07): 622-625.

[164] 董苡余, 夏锴. 中医治疗白发症研究进展[J]. 中医临床研究, 2015, 7(29): 147-148.

[165] 司富春, 孟宪佩. 脱发与白发的中医证候和方药规律分析[J]. 中华中医药杂志, 2016, 31(09): 3785-3788.

[166] 田改苗, 闫小宁. 善治白发的乌发类中药[J]. 实用妇科内分泌杂志(电子版), 2016, 3(18): 71.

[167] ROBERT C, SPATZ A, FAIVRE S, et al. Tyrosine kinase inhibition and grey hair[J]. Lancet (London, England), 2003, 361(9362): 1056.

[168] ROSENBERG A M, RAUSSER S, REN J, et al. Quantitative mapping of human hair greying and reversal in relation to life stress[J]. eLife, 2021, 10.

[169] ASZ-SIGALL D, ORTEGA-SPRINGALL M F, SMITH-PLIEGO M, et al. White hair in alopecia areata: Clinical forms and proposed physiopathological mechanisms[J]. J Am Acad Dermatol, 2019.

[170] AHN H J, LEE W S. An ultrastuctural study of hair fiber damage and restoration following treatment with permanent hair dye [J]. International journal of dermatology, 2002, 41(2): 88-92.

[171] 李梅云, 范卫新. 毛干异常 [J]. 国际皮肤性病学杂志, 2006, (06): 389-391.

[172] 赵辨. 中国临床皮肤病学 [M]. 江苏: 江苏凤凰科学技术出版社, 2017.

[173] 胡雪岚, 王华. 先天性毛干异常性疾病研究进展 [J]. 儿科药学杂志, 2019, 25(09): 49-52.

[174] 高飞, 金锡鹏. 物理性因素对头发的影响 [J]. 日用化学品科学, 2000, (04): 6-7+10.

[175] 李利, 何黎. 中国皮肤清洁指南 [J]. 中华皮肤科杂志, 2016, 49(08): 537-540.

第四章
脂溢性皮炎

一、脂溢性皮炎的定义和发病情况

1. 定义和患病率

脂溢性皮炎是一种常见的慢性复发性炎症性皮肤病，好发于皮脂腺丰富的部位，如面部、头皮、胸部、背部和皱褶部位等。脂溢性皮炎多表现为界限不清的红斑，上面覆盖白色或黄色鳞屑，通常对称分布。患者可无明显自觉症状，也可伴有不同程度瘙痒。脂溢性皮炎的严重程度和病程常变化多端、进展缓慢、反复发作，可局限于头部或扩展到邻近皮肤等其他好发部位，亦可扩展到全身。当气候寒冷干燥或精神压力大时，病情会更加严重。脂溢性皮炎会影响患者的外貌和社会交往，增加心理负担，对生活质量造成一定负面影响。

脂溢性皮炎是一种常见的皮肤病，总患病率1%~5%，终身患病率更高，全年龄段均可发病。流行病学研究调查显示该病患病率可在3个年龄段达到高峰，即婴儿期（尤其出生后3个月内）、青春期和40~60岁成年人。婴儿脂溢性皮炎累及头皮、面部和尿布区域，往往在出生后2~10周发病，发病率可高达42%，常在3周到2个月内痊愈；青少年和成年人中，脂溢性皮炎影响头皮和面部、胸部、皱褶部位等其他脂溢性区域，发病率一般为1%~3%，且男性更为常见。

脂溢性皮炎在不同城市和国家的患病率差异比较大，日本的流行病学研究发现，在医院皮肤科诊所就诊的67448名患者中，脂溢性皮炎患病率为3.28%；在12~20岁的亚洲人中，澳门脂溢性皮炎患病率为2.7%，广州 2.9%，马来西亚17.2%，印度尼西亚26.5%。

2. 发病人群的特征

脂溢性皮炎可见于健康人群，男性比女性更为好发，往往在寒冷干燥的环境、疲劳、睡眠障碍以及情绪紧张等情况下诱发。

脂溢性皮炎在免疫功能低下患者中更为常见，如人类免疫缺陷病毒（HIV）感染者、接受器官移植患者、各种肿瘤疾病患者等，发生率可高达30%~83%。研究显示，脂溢性皮炎是艾滋病患者最常见的早期皮肤表现，在泰国艾滋病患者中的患病率为47.0%，在马来西亚为19.2%，在韩国为17.0%。免疫抑制的脂溢性皮炎患者通常皮损范围更广泛、程度更严重、对治疗反应更差，提示脂溢性皮炎的发病与免疫功能密切相关。

此外，神经或精神疾病患者（如帕金森病、迟发性运动障碍、抑郁症、癫痫、脊髓损伤）或有些遗传性疾病患者（如唐氏综合征）中脂溢性皮炎的患病率亦有明显升高。大约60%的帕金森病患者患有脂溢性皮炎，研究发现帕金森病患者的脂溢性皮炎皮损中的马拉色菌密度较正常人几乎增加了一倍，这可能是由于副交感神经系统过度活跃导致皮脂生成增加、同时面部肌肉不动导致皮脂积累增加等原因导致的。并且，左旋多巴治疗帕金森病的同时也可改善脂溢性皮炎。因此猜测，皮脂溢出增加和脂溢性皮炎的发生可能是帕金森病患者即将出现自主神经功能障碍的迹象。

问：头皮糠疹（头皮屑）与脂溢性皮炎有什么关系吗？

答：目前多数学者认为两者是同一病谱性疾病，只是部位和严重程度不同。头皮屑仅限于头皮，是头皮脂溢性皮炎的常见表现之一，属于轻型脂溢性皮炎。

头皮糠疹（头皮屑）即为头皮异常脱屑，片片"雪花"是由1000~10000个角质细胞异常粘连而形成。相比正常情况下的脱屑，肉眼不可见的角质细胞单独脱落，故难以察觉。头皮糠疹（头皮屑）在临床上可表现为局限性或弥漫性的、轻中度或细小的、白色或黄色、油腻性或干性的鳞屑。头皮糠疹（头皮屑）始于青春期，约20岁达到高峰，男性多于女性，往往在冬季或压力大时诱发或加重。既往研究统计发现，头皮糠疹（头皮屑）在成年人的发病率可高达50%。

撰写：胡瑞铭、徐峰（复旦大学附属华山医院）
审核：周城（北京大学人民医院）

二、脂溢性皮炎的病因及发病机制

1. 病因

脂溢性皮炎的病因尚不明确，可能与马拉色菌感染、免疫因素、皮脂分泌、遗传因素、皮肤屏障功能、神经和环境因素等有关。

◎马拉色菌感染

近年来不少学者发现与正常人群共生的马拉色菌是脂溢性皮炎的首要罪魁祸首。脂溢性皮炎皮损可常规分离出马拉色菌，脂溢性皮炎症状的改善或复发也与皮损中马拉色菌密度下降或上升相平行，且抗马拉色菌治疗后临床症状也可以得到缓解，更证实了两者的相关性。马拉色菌为一种亲脂性的双相真菌，马拉色菌属包括超过14种真菌，通过分解皮脂腺产生的皮脂得以在人体皮肤上生存和繁殖。因此，在皮脂分泌旺盛阶段的青春期前后以及新生儿时期相对较活跃。马拉色菌可以分泌脂肪酶和活性磷脂酶，将三酰甘油水解为不饱和脂肪酸，如油酸和花生四烯酸，从而激活一系列炎症反应，引起角质细胞异常分化，导致皮肤屏障功能破坏，引起红斑、鳞屑和瘙痒症状。

◎免疫因素

脂溢性皮炎的发生率和严重程度都与免疫功能有关，免疫失调导致这些患者皮肤受到微生物群和炎症反应的破坏。HIV感染者发病率更高，随着CD_4^+T淋巴细胞计数下降，脂溢性皮炎发病率增加，且皮损程度更为严重、皮损范围更广，甚至可以蔓延到不典型部位，比正常人群更难治，需要长期的局部和全身抗真菌药物治疗仍可能疗效甚微。

◎皮脂

皮脂腺是全身分泌腺，广泛分布于除掌跖和足背以外的身体各个部位，头皮面部最多，其次是背部和胸部。雄激素和肾上腺皮质类固醇在皮脂腺活动的调节中起重要作用，尤其是雄激素。新生儿期由于母体来源的以雄激素为主的性激素影响，皮脂腺功能活跃，皮脂分泌多；此后皮脂减少，到青春期再次在以雄激素为主的性激素影响下，皮脂腺发育肥大，皮脂分泌再次增多，一般在女性绝经期后皮脂量急剧减少，男性则在70岁减少。且各年龄组中，男性皮脂分泌率高于女性。脂溢性皮炎的好发部位和年龄段与皮脂腺分泌活跃的部位和好发人群相重合。而皮脂在脂溢性皮炎发病中主要也是通过马拉色菌发挥作用的。

◎遗传因素

近年来在动物模型和人类研究中发现了显性和隐性遗传因素与脂溢性皮炎和头皮屑的关系。到目前为止，已经确定了11种基因突变或蛋白质缺乏会诱发脂溢性皮炎或脂溢性皮炎样皮疹，这些突变大多在免疫反应或表皮分化中起作用。

◎皮肤屏障功能

皮肤屏障由表皮角质层和细胞间层状脂质构成。角质层由多层分化的角质形成细胞构成，脂质主要成分包括神经酰胺（50%）、胆固醇（25%）和游离脂肪酸（10%~20%）。这一"砖墙"结构的主要功能是防止水分流失、隔绝环境中微生物和有害物质。脂质成分、角质层细胞大小或形状、连接角质形成细胞的桥粒以及角质层厚度发生变化是表皮屏障功能改变的基础。

脂溢性皮炎患者存在角质层屏障功能损伤，可在电镜下见到角质层细胞结构不规则以及层状脂质结构损伤。由于皮肤屏障功能被破坏，患者对局部刺激敏感性增加、更易受到微生物尤其是马拉色菌的侵害。马拉色菌含有的脂肪酶水解皮脂脂质，产生不饱和脂肪酸如油酸。而油酸被认为是脂溢性皮炎的主要触发因素，个体对这种刺激性游离脂肪酸的敏感性在疾病的发病中起着至关重要的作用。研究发现局部外用油酸后，脂溢性皮炎患者比健康者出现更严重、更广泛的头皮脱屑，提示他们由于皮肤屏障功能受损对油酸的敏感性增加。由此引发的免疫反应，也会进一步干扰表皮分化和屏障形成，刺激造成的瘙痒和随后的抓挠会进一步损伤屏障，导致免疫刺激——异常表皮分化——屏障功能破坏的恶性循环。因此，对脂溢性皮炎患者来说，恢复和维持皮肤屏障功能非常重要。

◎ 其他因素

不良情绪、精神压力、不良的皮肤和头发护理习惯、寒冷干燥或湿热的天气条件以及某些药物（如抗肿瘤药物和表皮生长因子受体抑制剂），都会对脂溢性皮炎发生有影响。

饮食营养状况被认为是脂溢性皮炎的一个可能致病因素。缺锌所致肠型肢端皮炎患者，核黄素、吡哆醇和烟酸缺乏者都可表现为脂溢性皮炎样皮疹。一项膳食调查研究发现，高水果摄入量与脂溢性皮炎发病率降低相关；女性的"西方"饮食模式与脂溢性皮炎发病风险增加相关。

2. 发病机制

尽管关于脂溢性皮炎的发病机制尚不清楚，但多数学者一致认为3个主要发病条件是马拉色菌定植、皮脂腺的脂质分泌和潜在的免疫系统易感性。

发病机制可分为5个不同的阶段：（1）皮脂腺将脂质分泌到皮肤表面。（2）马拉色菌定植在被脂类覆盖的区域。（3）马拉色菌分泌脂肪酶，产生游离脂肪酸和脂质过氧化物，激活炎症反应。（4）免疫系统产生细胞因子，刺激角质细胞增殖和分化。（5）皮肤屏障破坏，导致临床上明显的红斑、瘙痒和鳞屑。

问：脂溢性皮炎会遗传吗？

答：脂溢性皮炎会遗传。

本病与遗传有一定关系，但具体遗传方式尚未明确。到目前为止，基于动物模型和人类中的研究已经确定了11种基因突变或蛋白质缺乏会诱发脂溢性皮炎或脂溢性皮炎样皮疹，这些突变大多在免疫反应或表皮分化中起作用。

问：脂溢性皮炎会传染吗？

答：脂溢性皮炎不是皮肤传染病，没有传染性。

脂溢性皮炎确实会同时出现在多个家庭成员身上，真菌马拉色菌也是最主要的致病因素。马拉色菌是一种条件性致病菌，顾名思义，在正常人体身上也会存在。它在正常情况下不致病，在某些易感因素的作用下才会大量繁殖、侵袭皮肤角质层、引发一系列炎症反应，才会导致疾病发生。脂溢性皮炎的发生需要满足多个条件包括马拉色菌定植、皮脂腺的脂质分泌和潜在的免疫系统易感性，因此疾病本身并没有传染性。

问：脂溢性皮炎跟季节因素有关吗？

答：有关。

寒冷干燥的冬季会加重脂溢性皮炎，而高温、潮湿的夏季症状也会加重脂溢性皮炎。

在冬季，皮肤干燥会导致角质层所含有的脂质成分减少。皮脂减少、皮肤屏障功能受损，对马拉色菌及其代谢产物的阻隔能力下降且更敏感，此时易感人群脂溢性皮炎往往会加重，尤其是头皮屑明显。

在夏季，高温潮湿导致出汗也会加重脂溢性皮炎症状。湿热的环境有利于马拉色菌的繁殖，而夏季皮脂腺分泌旺盛也会加重马拉色菌在皮肤定植，同时马拉色菌代谢产物和汗液的刺激会加重炎症，头皮瘙痒也会更显著。另外，有研究发现银屑病患者采用补骨脂长波紫外线光化学疗法引发面部脂溢性皮炎，也提示了紫外线对脂溢性皮炎的影响。

问：熬夜劳累、经常饮酒会加重脂溢性皮炎吗？

答：会。

熬夜劳累会引起人体内分泌失调，导致雄激素水平升高，促进皮肤油脂分泌；同时，人体免疫功能也会因此而下降，导致脂溢性皮炎的发生和加重。

酒精可以直接作用于免疫系统，降低人体细胞和体液免疫功能，引起中性粒细胞功能障碍和白细胞减少，从而降低患者的免疫反应。既往研究发现，酗酒者真菌感染增加，因此脂溢性皮炎在酗酒者中发病率更高。

问：心情郁闷或脾气急躁的人容易患脂溢性皮炎吗？

答：会。

情绪与皮肤的健康密切相关，心情郁闷或焦躁会对内分泌乃至免疫功能产生不良影响。既往研究显示，抑郁症患者中脂溢性皮炎的患病率更高。因此脂溢性皮炎患者应积极学会自我减压、放松心情。

问：经常抓头会加重脂溢性皮炎吗？

答：会。

脂溢性皮炎或头皮屑患者会因为头皮瘙痒不适或妄图把头皮屑抠掉而反复搔抓头皮，殊不知如此行为会破坏皮肤的屏障功能，炎症反应更严重。随着"砖墙"结构的破坏，头皮屑也会越抓越多，导致疾病反复发作和迁延不愈、诱发皮损发生湿疹化或神经性皮炎从而加重病情。指甲里的细菌会随着破损的皮肤进入，导致皮肤细菌感染如毛囊炎的产生。所以脂溢性皮炎患者切不可抓头皮，洗发时也要动作轻柔。

撰写：胡瑞铭、徐峰（复旦大学附属华山医院）

审核：周城（北京大学人民医院）

三、脂溢性皮炎的临床表现与诊断

脂溢性皮炎是一种常见的慢性炎症性皮肤病，好发于人体皮脂分泌比较旺盛的部位，与皮脂过多分泌有关，其病情严重程度不等。轻者仅累及头皮，表现为头皮干性小片状无症状鳞屑增多（头皮屑）。重者受累范围较广，累及头皮、面部、前胸及后背等多个部位，表现为红色、黄红色至红褐色斑疹、斑丘疹或斑块，表面覆油腻性鳞屑或厚痂，伴不同程度瘙痒。本病慢性经过、反复发作，因皮疹表面常带有油腻性鳞屑，很容易使人感觉到"不干净"，因此患者在日常社交活动中可能会因此感到尴尬而局促不安。

1. 典型的临床表现

通常，脂溢性皮炎的发病范围局限于皮脂腺丰富的部位，如头皮、眉宇、鼻旁、耳部、前胸等，也可蔓延到上背部、腋窝、脐周、腹股沟，少数患者可泛发全身。初发皮损为毛囊周围红色小丘疹，逐渐发展融合形成红色-黄红色-红褐色斑片、斑丘疹或薄斑块。边界清楚或不清楚，表面覆油腻性鳞屑或痂皮，伴有不同程度的瘙痒，重者糜烂渗液，面部皮损可与痤疮伴发，头皮脂溢性皮炎可伴脱发。

脂溢性皮炎的严重程度和病程因人而异，本病有2个发病高峰：2岁以下婴儿以及青春期和成人期。

◎婴儿脂溢性皮炎

婴儿脂溢性皮炎通常在出生后第1个月内发病，可持续数月，其发病与母体雄激素通过胎盘传给胎儿导致的新生儿皮脂分泌增多有关。这种母体传递的激素会随着婴儿的成长逐渐代谢出去。最初在头顶部和前囟门区域出现轻度油腻性鳞屑，继之出现轻度炎症，形成红斑，逐渐延及整个头皮、额部、眉间、耳后皱襞及面颊部（图4-1）。呈油脂溢出性红色斑片，覆黄白色鳞屑痂皮，形成"摇篮帽"，重者可伴有糜烂、渗出，范围扩大至躯干、腋窝、腹股沟皱褶。颈项部也

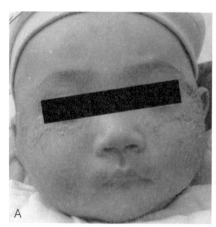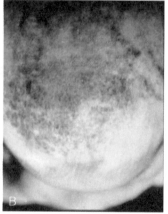

图4-1 婴儿脂溢性皮炎
（A：面部；B：头皮）

可受累，出现急性炎症反应，界限清楚，周围可有卫星病灶，散在小片鳞屑性红斑。尿布区域，可出现银屑病样皮损，覆盖厚重鳞屑的红色斑块。

◎成人脂溢性皮炎

成人脂溢性皮炎通常受累范围较小，多位于头皮和面部，且严重程度较轻。

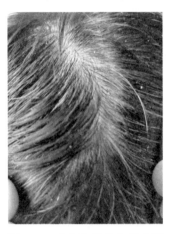

图4-2　成人脂溢性皮炎（鳞屑型）

- 鳞屑型：脂溢性皮炎的轻型为头皮单纯糠疹（头皮屑，图4-2），表现为头皮弥漫、细小的糠秕状脱屑，其下方皮肤没有明显炎症，颞顶区域是最容易受累的部位。较重者表现为红色斑疹、斑片及散在毛囊性丘疹，毛发干燥或油腻，较细软、稀疏，附淡黄色油腻性鳞屑。

- 结痂型：往往体型较为肥胖，头皮鳞屑厚积，较为黏着，伴油腻性黄红色或红棕色痂皮，其下方皮肤炎症明显，可伴糜烂渗液（图4-3）。皮疹可延及前额、眉部及眉宇、上眼睑、鼻唇沟及两旁、耳后皱襞、耳郭及耳周、外耳道及面颊部（图4-4），呈糠状鳞屑的黄红

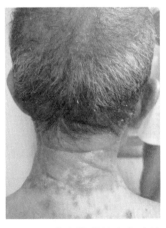

图4-3　成人脂溢性皮炎（结痂型）（出现红棕色痂皮）

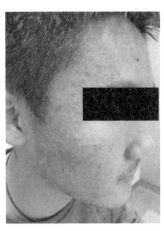

图4-4　成人脂溢性皮炎（结痂型）（累及面颊部）

色斑片，伴渗液结痂。边界清楚或不清楚，皮损常对称分布，累及躯干部，尤以上胸部及肩胛间区。

· **皱褶部位脂溢性皮炎**：皮损位于乳房下、腋窝、脐周、外阴、腹股沟及大腿内侧，界限较为清楚，有浸渍感，可伴毛囊炎及念珠菌感染。

成人脂溢性皮炎有一个慢性复发的过程，皮损处对刺激非常敏感。阳光、高温暴露、刺激性药物及外用激素类软膏等可导致炎症的加重和扩散。

2. 诊断方法和依据

脂溢性皮炎的诊断尚缺乏特异的诊断标准、对炎症的评判及其严重度的分级标准。主要依据典型皮损，即黄红色斑疹伴油腻性鳞屑或痂皮，好发于皮脂溢出部位而做出临床诊断。一般不推荐常规皮肤活检。但对于不典型皮疹，可考虑进行皮肤活检，有助于明确诊断并与相类似表现的疾病进行鉴别。

脂溢性皮炎并无独特或具有诊断意义的组织学特点，组织学表现随病期不同而异。急性期表现为表皮海绵水肿，真皮小血管及毛囊周围淋巴细胞浸润，类似湿疹样改变；慢性期表现为棘层肥厚和局灶性角化不全，类似银屑病样改变，但不存在Munro微脓肿（指角质层内聚集的中性粒细胞形成的微脓肿）和融合的角化不全（角化层的细胞中含有浓缩的未消失的细胞核）。

◎鉴别诊断

婴儿脂溢性皮炎需要与下列疾病相鉴别：

· **特应性皮炎**：婴儿脂溢性皮炎发病较早，没有明显瘙痒、易怒、失眠等症状，患儿通常进食状况良好，生长发育无明显受影响。而特应性皮炎患儿本人及家族有特应性体质，如过敏性鼻炎、哮喘，全身皮肤干燥，肘膝部位湿疹样改变，周围血嗜酸细胞比例及IgE升高。

· **尿布皮炎**：尿布区域脂溢性皮炎需要与尿布皮炎相鉴别，后者仅局限于尿布区，且通常会避开皮肤皱褶部位。

· **白癣**：表现为境界清楚的鳞屑性斑片，周围有卫星状分布的小的鳞屑斑，不伴油腻性鳞屑及痂皮。毛发枯燥无光泽，有断发。病变部位鳞屑或病发真菌镜检培养呈阳性。

- **脓疱疮**：由金黄色葡萄球菌、链球菌引起。初期为薄壁脓疱，破溃后形成黄色痂皮，重者可有发热出现，周围血白细胞计数及中性粒细胞比例升高。
- **其他**：包括朗格汉斯组织细胞增生症、营养不良性皮炎（如肠病性肢端皮炎）等可类似脂溢性皮炎表现，但其组织病理有特征性改变。

成人脂溢性皮炎需要与下列疾病相鉴别：

- **头皮银屑病**：皮损为浸润性红斑、斑丘疹及斑块，覆云母状银白色鳞屑，毛发呈束状，分布部位与皮脂腺分布无关，往往其他部位有典型银屑病皮损。
- **湿疹**：皮疹呈多形性，对称性，瘙痒剧烈，急性期有渗出倾向，慢性期浸润肥厚。
- **口周皮炎**：表现为口周的红斑、小丘疹、丘疱疹，鳞屑细小，对称分布，口唇周围有一狭窄的正常皮肤。
- **体癣**：躯干部位的脂溢性皮炎需要与体癣相鉴别，后者为环形、多环形或地图状红斑，境界清楚，中央消退留色素沉着，周边呈堤环状隆起，真菌镜检阳性。
- **皮肌炎**：患者有时也可出现头皮境界清楚的红斑伴鳞屑，但患者通常会伴有皮肌炎的其他症状，如进行性肌痛、肌无力、眶周红斑、头面部异色症及脱发。
- **系统性红斑狼疮**：面部脂溢性皮炎有时会与蝶形红斑相混淆，但红斑狼疮皮疹很少累及鼻唇沟，通常明显分布在曝光部位。
- **早期玫瑰痤疮（酒糟鼻）**：皮疹可类似面部脂溢性皮炎，但酒糟鼻通常以毛细血管扩张和丘脓疱疹为主。

◎辅助检查

皮肤镜与反射式共聚焦显微镜（皮肤CT）作为无创影像检查工具，具有直观、实时、无创等优点，有助于对脂溢性皮炎的诊断及与其他疾病相鉴别。

脂溢性皮炎皮肤镜下可见分叉血管、非典型血管结构、毛周油滴、蜂窝状色素网。而点状血管、小球状血管、环状血管和发夹样血管则是银屑病较为特征的皮肤镜表现。

亚急性皮肤型红斑狼疮在镜下可见粉色背景下，弥漫或周边分布的白色鳞屑，混合性血管结构（点状血管、线状不规则血管和分枝状血管中的至少具备2种，有助于其诊断）。线状血管组成的多角形网是玫瑰痤疮较为特异的皮肤镜表现。

在皮肤CT中，表皮棘层海绵水肿，真皮炎细胞浸润和血管水平扩张的表现使脂溢性皮炎的诊断有较高的灵敏性和特异性。而真皮乳头上移、真皮乳头扩张、Munro微脓肿等则是银屑病的特征性表现。

问：刚洗完头吹干头皮就有很多头皮屑，这是脂溢性皮炎吗？

答：这种情况很可能患了脂溢性皮炎，因"头皮屑"增多是头皮脂溢性皮炎的主要临床表现。

但头皮屑增多还见于其他疾病，比如头皮银屑病、头皮石棉状糠疹以及头癣等。这些疾病的头皮屑采用普通洗发乳很难洗干净，所以洗完头发之后可能还会残留较多头皮屑。

头皮银屑病通常表现为界限清楚的鳞屑性红斑，鳞屑多呈银白色，且易刮除。除少数病例仅累及头皮，多数患者会在身体其余部位（如四肢伸侧肘、膝部位）出现类似皮疹、顶针状甲改变、关节症状等，这些症状有助于银屑病的诊断。石棉状糠疹好发于青少年头皮，表现为头皮糠状鳞屑堆积形成厚痂，毛囊口棘状隆起以及毛发鞘（头发近端有酷似石棉结晶的纯白色鞘状物包绕）。白癣是由头皮真菌感染引起的疾病，也可在头皮局部出现白色鳞屑性斑片，但通常头发受累明显，病发无光泽，头发易自行折断。

问：眉毛里有像头皮屑一样的东西，这是脂溢性皮炎吗？

答：这种情况有可能患了脂溢性皮炎。

脂溢性皮炎不但累及头皮，其他皮脂腺丰富的部位，如眉毛、眉宇、面部等也经常受累，表现为油腻性的皮屑增多。但面部体癣、红斑狼疮和落叶型天疱疮等也可能出现类似表现。

面部体癣为面部的皮肤癣菌感染，可发生在眉毛部位，临床上经常见到由于缺乏典型形态而误诊、误治的患者。如患者自行购买糖皮质激素类药膏，如糠酸莫米松、复方醋酸地塞米松乳膏等外用，会使皮损失去原有特征表现，即鳞屑性红斑、离心性扩大、周围环状损害、边缘隆起，而成为难辨认、不典型癣。

急性皮肤型红斑狼疮是系统性红斑狼疮的特征性皮肤表现，典型表现可分布于面颊部的蝶形红斑，但少数患者可累及眉毛部位，呈水肿性红斑，有少量鳞屑。盘状红斑狼疮典型皮损为红色浸润性斑块，中心凹陷周边略隆起呈盘状，皮疹表面常伴有黏着性鳞屑。鳞屑不易剥除，剥除鳞屑可见扩张的毛囊口，鳞屑下方有角栓，日久形成萎缩性瘢痕。

落叶型天疱疮是天疱疮的一种浅表性变异型，同样也好发于皮脂溢出部位，如头面部、胸背部，皮疹特点为红斑糜烂结痂。红斑型天疱疮是落叶型天疱疮的临床变异型，其水疱表浅，疱壁极薄，可形成浅表糜烂，少量渗液伴痂皮。

问：脂溢性皮炎会导致脱发吗？

答：脂溢性皮炎会导致脱发，另外脂溢性皮炎可同时伴有或不伴有脂溢性脱发。

脂溢性皮炎是在皮脂溢出基础上发生的一种皮肤炎症反应，其病因还不十分清楚。现代医学研究认为马拉色菌繁殖、性激素代谢、免疫系统失调等因素在脂溢性皮炎的发病中发挥了一定作用。脂溢性皮炎患者若长时间得不到有效的治疗，其分泌过剩的皮脂可能会促进细菌滋生、感染，侵蚀毛囊，毛囊生长发育受到干扰。随着病情严重程度增加，病程的迁延会增加脱发的概率，但如果能及时有效改善症状，则有助于脱发的控制。

但脂溢性皮炎导致的脱发和脂溢性脱发属于两个概念，是两种不同的疾病，不应混为一谈。脂溢性脱发又称雄激素源性秃发，很大程度上受遗传基因和雄激素代谢的影响。雄激素在5α还原酶的作用下代谢为双氢睾酮，后者作用于遗传易感的毛囊，逐渐使其从终毛毛囊转变为毳毛毛囊。在此过程中，毛发直径逐渐变细，毛囊位置不断变浅，病情不断进展，最终毛囊消失，毛发不再生长。患者头皮往往较为油性，可伴头皮屑增多。

问：如何快速自我判断可能是脂溢性皮炎？

答：是否得了脂溢性皮炎主要依据下列几条：

首先，应观察皮疹发生部位。通常脂溢性皮炎好发于皮脂腺丰富、皮脂溢出的部位，如头皮、额部、眉宇、上眼睑、鼻部及两旁、耳后、颈、前胸及上背部肩胛间区、腋窝、腹股沟、脐窝等部位。

其次，观察皮疹的临床表现。脂溢性皮炎皮疹多表现为黄红色、红色、红褐色斑片，表面有油腻性鳞屑或痂皮，鳞屑比较细碎，比较薄，触之有油腻的感觉。通常会伴有中等程度瘙痒，有些严重病例可能会出现糜烂和渗出表现。

最后，观察是否同时存在皮肤出油多、毛孔粗大等问题。熬夜、焦虑、代谢障碍、遗传因素、维生素B族缺乏、物理化学刺激、"西方饮食方式"如高油高脂高热量饮食、经常搔抓或用碱性洗涤用品等均会导致皮疹加重。

（图4-1照片由四川大学华西医院冉玉平医生提供，其余照片由撰写医生提供）

撰写：方红、汤顺利（浙江大学医学院附属第一医院）

审核：周城（北京大学人民医院）

四、脂溢性皮炎的治疗

1. 多样的治疗方法

治疗脂溢性皮炎的方法有很多，包括不同给药方式、不同种类等。

就给药方式来说，头皮脂溢性皮炎宜首选局部外用用药治疗，常用的外用药物推荐见表4-1，具有针对性好、使用方便、全身副作用小等优点。系统性口服药物或光疗仅推荐用于病情严重、皮损广泛或伴有其他全身多发性皮损的患者。

就药物种类来说，抗真菌药物目前认为是脂溢性皮炎的一线治疗用药。糖皮质激素和钙调磷酸酶抑制剂等只作为二线用药，用于皮损症状严重或发作广

表4-1　头皮脂溢性皮炎的常用推荐局部用药

药物	作用机制	使用方法	安全性
酮康唑洗剂/香波	抗真菌、抗炎	每周2次，共4周，维持治疗每周1次	刺激性接触性皮炎患者的比例小于1%
环吡酮胺香波*	抗真菌	每周2~3次，持续4周，维持治疗每周1次	刺激性接触性皮炎患者的比例小于1%
二硫化硒洗剂/香波	有抗皮脂溢出的作用，还具有一定的抗真菌作用	每周2次，共2周	约3%的患者有刺激性局部反应，头发颜色可能出现变浅变白
吡硫翁锌香波	抗真菌、抗细菌，非特异性促进角质剥脱作用	每周2~3次	约3%的患者有刺激性局部反应
水杨酸香波	角质剥脱	每周2~3次	瘙痒，皮肤刺激等
外用糖皮质激素	抗炎	每日1~2次	长期持续的局部使用可能引起皮肤萎缩和毛发过度生长等

注：*目前国内无环吡酮胺香波。

泛者。

一个典型的脂溢性皮炎治疗方案往往同时包含上述多种药物。如需长期用药，应选择不同的药物进行轮换或联合，这样无论在效果还是副作用方面均可能优于单一药物。有时，人们也将多种有效成分直接制成复方制剂（如同时含有糖皮质激素和抗真菌药物），以充分利用其中糖皮质激素的快速控制炎症作用和抗真菌剂从源头上控制马拉色菌生长的作用，发挥持久作用的优势，但不建议长期或过量使用含有糖皮质激素的外用药物。

下面我们详细了解一下治疗方法。

◎外用药物

抗真菌药

抗真菌药如酮康唑、咪康唑、环吡酮胺、联苯苄唑等，可抑制受累皮肤中的马拉色菌繁殖，有些抗真菌药物还具有抗炎作用，从而有效治疗头皮脂溢性皮炎。

1%或2%酮康唑是最常使用的药物，可谓物美价廉，可以被添加入香波或制成软膏、乳膏等多种剂型供选用。疗效通常与浓度成正相关（如2%优于1%）。其他唑类药物如1%联苯苄唑软膏与酮康唑乳膏也具有类似效果。此外，咪康唑也可选择。1%环吡酮胺软膏对头皮和面部脂溢性皮炎也有较好效果。目前丙烯胺类抗真菌药（如特比萘芬）对头皮脂溢性皮炎的治疗效果尚有较多争议，不建议作为首选。

这些药物中，酮康唑的研究证据是最充分的，也是亚洲脂溢性皮炎共识推荐的首选用药。目前已有十项以上相关的随机临床对照试验，包括针对头皮治疗和针对身体多个部位治疗的。试验中发现，使用含2%酮康唑的洗发水，每周2次，持续4周，能使患者的临床治愈率达到73%~88%。间歇使用酮康唑还可维持脂溢性皮炎的缓解状态。在另一项研究中，312名最初每周2次使用含2%酮康唑洗发水、治疗脂溢性皮炎有效的患者，随后被纳入一项为期6个月的安慰剂对照预防试验，发现使用安慰剂的患者复发率为47%，而每隔1周使用1次酮康唑洗发水的患者复发率为31%，每周1次积极使用酮康唑洗发水的患者复发率仅为19%。

抗炎症药

糖皮质激素和钙调磷酸酶抑制剂都具有抗炎作用，可以快速缓解脂溢性皮炎的红斑和瘙痒等症状，常用于红斑或瘙痒症状严重者的早期治疗。通常和抗真菌药联合应用。

糖皮质激素：外用糖皮质激素从弱效（如地奈德乳膏）到中效（丁酸氢化可的松软膏、糠酸莫米松软膏等）、强效（如卤米松乳膏）、甚至超强效（如丙酸氯倍他索乳膏），以及口服糖皮质激素（如泼尼松、甲基泼尼松龙等）均被用于脂溢性皮炎的治疗。根据抗炎作用从低到高以及外用和口服给药途径的不同，疗效不同，副作用的发生概率与强度也不相同。通常来讲，外用糖皮质激素仅建议用于较重的脂溢性皮炎患者，且仅在早期短暂使用。对婴幼儿，仅采用弱效或中效激素；对成人，可酌情选用强效甚至是超强效激素。特别严重者，可在早期短暂口服使用。皮肤薄嫩处（如腋窝、乳房下、腹股沟等）建议选用弱效或中效

激素；成人的头皮等部位可选用中效以上，甚至超强效激素。一般每天局部外涂
1~2次，在症状明显改善后即应停止。一般连续使用不超过2周，但可以在复发
后再次使用。另外，糖皮质激素一般也不建议单独使用，因为其并不能从源头上
抑制脂溢性皮炎的主要致病菌（马拉色菌）的繁殖；也应避免长期和大量反复使
用，以免发生激素相关副作用（如局部皮肤萎缩、毛细血管扩张、多毛、高血
压、高血糖等）。

钙调磷酸酶抑制剂：具有与糖皮质激素类似的抗炎作用，但无糖皮质激素的
相关副作用（如皮肤萎缩和毛细血管扩张），因此安全性更高，可作为外用糖皮
质激素的替代选择。

其他药物

吡硫翁锌：吡硫翁锌兼具有抗真菌、抗细菌和非特异性的角质剥脱功能。
含1%吡硫翁锌的香波可用于治疗头皮脂溢性皮炎或单纯的头皮屑增多（头皮糠
疹）。

二硫化硒：有抗皮脂溢出的作用，还具有一定的抗真菌作用。2.5%二硫化
硒不仅对头皮脂溢性皮炎，而且对单纯的头皮屑增多（头皮糠疹）也有很好的控
制作用。使用时应坚持至少每周2次，并至少持续2周以上方能见效。常见不良
反应包括使用后的轻微头皮瘙痒、烧灼感、毛发干燥及头皮和头发易于变成淡黄
色。

水杨酸与煤焦油：含4%煤焦油和低浓度（3%）水杨酸的药物或香波可用于
头皮脂溢性皮炎的治疗。二者都同时具有角质剥脱、抗增殖、抗炎症、抗真菌和
抑制皮脂腺分泌的作用，可软化重度脂溢性皮炎患者的头皮厚痂。但近年来，煤
焦油已逐渐淡出市场，一方面是由于其难以接受的特殊焦油气味，另一方面是人
们对其长期使用后是否会诱发皮肤癌的担忧。

其他含硫制剂：如硫黄，本身也是治疗脂溢性皮炎的一种古老而有效的药
物，包括3%沉降硫黄、5%胶体硫、10%磺胺醋酰钠等。但近年来使用较少，一
方面也是因为其使用后的特殊气味，另一方面是长期使用后硫黄对皮肤的刺激容
易引起皮肤的过度干燥和瘙痒等不适。

锂制剂：如琥珀酸锂、葡萄糖酸锂的外用制剂也用于脂溢性皮炎的治疗，但
对头皮部位使用较少。

◎光疗

光疗尤其是紫外线光疗目前已不作为脂溢性皮炎的常规一线治疗方案，但仍可作为个别严重患者在其他治疗方案之外的有益补充。

中波紫外线（UVB）

脂溢性皮炎具有夏季自然缓解的特点，目前认为这可能与夏季环境中的紫外线强度增强有关。UVB对脂溢性皮炎的关键致病菌马拉色菌有明显的抑制作用，但单独使用UVB治疗时起效较慢，平均每周治疗3次，大约需要平均照射20余次，约2个月左右方能见效，故更适合于那些皮损广泛和症状较重的患者。UVB疗法的缺点在于：①患者需到医院进行治疗。②停止治疗后容易复发，停止治疗后的平均复发间隔仅为2~6周。

补骨脂–长波紫外线疗法（PUVA）

单独使用长波紫外线（UVA）或联合补骨脂–长波紫外线疗法均对脂溢性皮炎有治疗作用。但后者需要口服特定药物如补骨脂，因为副作用较大，现已逐渐淡出人们的视野。

◎系统治疗

口服抗真菌药

虽目前对使用口服抗真菌药治疗脂溢性皮炎的疗效研究结果难以统一，甚至有互相矛盾的地方；但临床专家们仍普遍认为，对于严重的、外用药物未能良好控制的头皮脂溢性皮炎以及伴有身体多个部位的脂溢性皮炎患者，仍应考虑口服抗真菌药治疗。常用药物包括伊曲康唑、氟康唑、特比萘芬等。

目前最常使用的是伊曲康唑，起始量200mg/d，连用1周后减为每2~4周口服单一剂量200mg，连用2~11个月。

目前对特比萘芬的研究结果不太一致。有研究认为特比萘芬对头面部脂溢性皮炎的治疗无效，但对躯干等非暴露部位的脂溢性皮炎却有良好的治疗效果。总体而言，当前并不推荐将特比萘芬作为首选用于治疗头部脂溢性皮炎。对氟康唑的研究结果目前也与特比萘芬情况类似。

系统性糖皮质激素或免疫抑制剂

系统性糖皮质激素或免疫抑制剂目前没有被推荐作为脂溢性皮炎的常规治疗，认为即使对于广泛而严重的患者，其治疗收益也可能小于风险。建议在病情严重、常规治疗无效时，酌情谨慎使用。

口服免疫抑制剂一般不用于治疗脂溢性皮炎。

抑制皮脂腺分泌药物

维甲酸（尤其异维A酸）是一种强有效的抑制皮脂腺分泌功能的药物，常用于寻常痤疮的治疗，近年来也逐渐用于严重或难治性的脂溢性皮炎。主要不良反应为用药期间的明显口唇及皮肤黏膜干燥等。需要注意的是，育龄女性在用药期间需严格避孕，应停药至少3个月后方可妊娠。

其他药物

抗组胺药：许多OTC（非处方药）的抗组胺药可以选用，安全方便、副作用少。适用于瘙痒剧烈的患者，可帮助快速止痒和镇静，改善睡眠与生活质量。

维生素类：维生素B_2、维生素B_6或复合维生素也可以用于脂溢性皮炎的治疗，有助于减少皮脂腺的分泌。

◎其他治疗建议

生活饮食习惯的调整

头皮局部的清洁与否对脂溢性皮炎的发生有很大影响。清洁不佳的头皮容易引起局部油脂和污物的堆积，发生头皮刺激、促使马拉色菌等病原菌繁殖，从而导致脂溢性皮炎的发作。应注意加强洗护、保持头皮清洁以维护头皮细菌和真菌生长的微环境平衡，并选择使用合格的、刺激性小的洗护产品，以免进一步刺激已经发生炎症的皮肤。

过度辛辣刺激的食物可能诱发自主神经功能的紊乱，刺激神经内分泌的失衡，激发皮脂腺的过度分泌，从而诱发或加重脂溢性皮炎。此外，过甜、过油的食物以及牛奶等均可能加重脂溢性皮炎的发生，应在保证营养充足的前提下，日常尽量减少食用上述食物。

过度紧张和焦虑的心情、熬夜失眠等也容易诱发自主神经功能紊乱和神经内分泌的失衡，导致皮脂腺的分泌增加，进而诱发脂溢性皮炎的发生或加重。因此，平时应注意保持良好心态，避免过度劳累、紧张和压抑。

洗护用品的选择

香波因为使用方便，并符合许多人对头皮疾病治疗方案的原始预期，而成为多数患者居家治疗的首选。对于轻症患者，含吡硫翁锌等成分的日化类香波均有治疗作用，但药用香波/洗剂的效果通常更佳。对于中重度患者，建议使用含有抗真菌成分（2%酮康唑、1%环吡酮）的香波/洗剂。对于有瘙痒症状的脂溢性皮炎/头皮糠疹（头皮屑）患者，建议使用酮康唑洗剂，因为酮康唑具有抗真菌和抗炎的双重作用，能迅速缓解由脂溢性皮炎或头屑引起的脱屑和瘙痒。对于脂溢性皮炎/头皮糠疹（头皮屑）伴有红斑和瘙痒症状严重者，可考虑抗真菌药联合外用糖皮质激素的复方制剂，如复方酮康唑洗剂（酮康唑和丙酸氯倍他索的复方制剂），可更好的缓解症状、提高疗效，但需要在医师指导下使用。

使用香波时应注意至少每次使用5~10mL，至少每周2~3次，并连续使用至少2周以上或直到皮损有明显缓解。用量过少、频度过低效果可能会大打折扣。对于易复发者，可在首阶段治疗明显起效后，重复维持每周至少再使用1次，以获得持久巩固的疗效。在使用时，应注意将香波同时涂抹于患病区域与邻近的非患病区域，以覆盖周边的潜在感染区；并在充分湿润和发泡后保留至少5~10分钟后再冲洗掉，以便于药物与皮肤能有充足的接触时间，充分发挥药效。

香波的生产相对简单，厂家和品牌众多。在选用时，一定要选择正规厂家生产的；对于含有糖皮质激素的制剂，一定要在医生指导下使用。

皮肤保湿与适宜环境

脂溢性皮炎患者虽然皮肤表面显得较为油腻，但深层组织的含水量其实明显低于正常。因此，脂溢性皮炎的患者仍应注意加强皮肤保湿。在晨起或夜间清洁头面部后，应及时外搽保湿霜等。对头皮头发等，应注意避免使用具有过度清洁作用的洗发水。

此外，脂溢性皮炎在过于寒冷、干燥或过度闷热的环境中均容易发生。因此，日常生活中也应注意避开这些不利的环境。

◎剂型的选择

对头皮脂溢性皮炎而言，最优的选择当然是洗剂/香波，其次是溶液，然后是软膏类半固态，而粉剂等固态类则极少使用。

洗剂/香波剂型：如酮康唑洗剂、二硫化硒洗剂等。可在洗头时与其他洗发产品一并使用，优点是符合大多数患者对头皮疾病给药方法的原始预期，使用方便，依从性高。缺点一是因为剂型的限制，其中的有效药物浓度往往不高；二是由于在使用时药物与头皮的接触时间过短，药物的持续作用时间有限，达到的治疗效果有限。

溶液剂型：多见于一些抗真菌药（如布替奈芬搽剂）和糖皮质激素（如哈西奈德溶液）等。优点也是使用方便，涂抹后不易在头皮形成结痂，对外观影响小，舒适度高。缺点是受药物理化因素等制约，目前并非每种药物都有溶液剂型生产，所以选择面较窄。

软膏和乳膏类：软膏和乳膏在使用时难以均匀涂抹，容易在头皮与头发间形成厚痂，极大影响舒适感和外观，使用不便。多数情况下仅用于严重患者的短期使用。

固态类：如粉剂，一般不作为头皮脂溢性皮炎的选择。

◎其他注意事项

由于脂溢性皮炎易于复发，持续或反复的治疗往往是必需的。目前也仍然没有对任何人均绝对有效的预防复发方案。但临床经验表明，间断（如每周1次或每两周1次）使用含2%酮康唑洗剂或1%环吡酮的香波可能对大多数人都有一定的预防作用。已有研究显示，脂溢性皮炎/头屑患者通过2%酮康唑洗剂6个月的维持治疗，每周1次，复发率从47%降至19%。但应注意避免长期使用含糖皮质激素的复方制剂。

有些患者可能会发现，某种药物在刚开始使用时的效果较好，经过一段时间后效果会逐渐变差。目前此种情况出现的原因尚不完全明了，可能与机体或真菌对药物产生快速耐受有关。因此，建议此类患者可于数周或数月后换用一种不同化学分子的药物继续治疗，或在停用原药物一段时间后再重新使用。

如果脂溢性皮炎较为严重，应用上述治疗方案控制不佳，则应及时就医，以进一步确定诊断，或排除其他免疫缺陷性疾病（如HIV感染）或神经系统相关疾病（如帕金森病）等的可能。

2. 特殊人群的治疗方案

◎儿童患者

婴儿脂溢性皮炎多数具有自限性，能在出生后数周至数月内自行缓解消退。因此，建议以保守治疗为主，家长也不用过度担心，可仅给予简单的皮肤护理，待其自行好转。

保守处理措施，包括在头皮上涂抹润肤剂（如白凡士林、植物油、矿物油或婴儿油）以快速松解鳞屑，随后用软刷（如软毛牙刷）或细齿梳轻轻去除鳞屑。鳞屑较厚时，可于晚睡前涂抹上述药物后用浴帽或保鲜膜封包过夜，以促进痂壳软化再行去除。

对累及范围广或持续时间长的患儿，可短程外用弱效或中效糖皮质激素（如地奈德、丁酸氢化可的松、糠酸莫米松等）。一般每天1~2次，持续1~2周左右即可。但许多父母对使用糖皮质激素类药物具有强烈的担忧，可与医生进行详细的沟通再使用。通常来讲，中弱效的糖皮质激素在头皮部位间断使用1~2周是安全的。在使用糖皮质激素的同时，仍建议同时加用抗真菌药物，以获取更持久的改善。

对婴幼儿来说，很多抗真菌药物的安全性尚未完全建立。目前观点认为，外用酮康唑因其很少的透皮吸收性，可能更为安全。可外用2%酮康唑乳膏或洗发水，1周2次，持续2周。但酮康唑洗发水也可能会引起眼部刺激，在使用时应注意。

其他药物如水杨酸、二硫化硒、吡硫翁锌等，虽已用于婴儿脂溢性皮炎的治疗，但目前对其安全性仍有一定担忧。例如，洗发水或软膏中的水杨酸成分可能经头皮吸收，有产生全身性毒性的可能。因此，患儿家属如有疑问还是最好先咨询医生，并在使用过程密切观察有无皮肤刺激或全身不适等副作用发生。

◎其他特殊情况

瘙痒明显者可使用抗组胺药（如西替利嗪、氯雷他定等）以控制瘙痒症状。维生素缺乏者应补充相应的维生素。对皮脂分泌旺盛者，可配合维生素B_2、维生素B_6或复合维生素B治疗。

问：脂溢性皮炎能彻底治愈吗？

答：脂溢性皮炎是一种慢性复发性炎症性皮肤病，在目前的医学条件下仅可良好控制，尚不能彻底根治。

脂溢性皮炎的发生机制较为复杂，与患者的特殊体质、皮脂分泌亢进和继发真菌（主要是马拉色菌）的感染等有关。其中，皮脂腺的分泌又主要受个体的激素水平（尤其是雄激素）、身体及情绪的状态等影响；而脂溢性皮炎的病原菌（马拉色菌）本身是一种人体皮肤的正常寄生菌，在每个正常个体的皮肤表面均有一定数量的寄生。一旦患者在特殊体质的基础上，又逢青春期等雄激素分泌增多时，皮脂溢出就会明显增加，此时原来正常寄生的马拉色菌即开始大量繁殖，并分解皮脂中的饱和脂肪酸为游离脂肪酸，产生皮肤刺激、发生炎症，从而形成典型的脂溢性皮炎。

因此，脂溢性皮炎本身就是一种慢性复发性炎症性疾病，只要这些容易导致其发生的不利因素不能完全根除，脂溢性皮炎就不能得到根治。但是对于大多数人来说，使用2%酮康唑洗剂维持治疗（每周1次）可以有效预防复发。预防治疗巩固，帮助更好地管理脂溢性皮炎，保持头皮健康。

问：控油洗发水真的可以减少头皮屑吗？

答：控油洗发水可以在一定程度上减少部分患者的头皮屑产生，但并非对所有患者都有同样疗效。

头皮屑的产生机制目前尚未完全明了。目前认为头皮屑实际可能是一种脂溢性皮炎的亚型，也就是不伴皮肤明显炎症和红斑症状的干性脂溢性皮炎（干性头皮糠疹）。头皮屑发生的基本过程为头皮皮肤组织的表皮角质形成细胞大量增生，并最终以皮屑的方式脱落。控油洗发水中的某些活性成分的确可能通过快速清洁头皮表面的残留油脂，或进一步抑制头皮皮脂腺的再分泌，从而有效控制皮肤的出油状况，减少脂溢性皮炎的发生或炎症程度，但这也仅是从众多的头皮屑发生机制中缓解了一条或几条途径而已，而并非能彻底阻止所有发病机制。并且，洗头时洗发水与头皮的接触时间十分有限，也会极大地限制其中活性成分实际发挥的作用。

因此，单纯的控油洗发水对头皮屑的控制作用有限，仅可能对某些敏感的患者在特定的阶段具有一定的暂时缓解作用，并非人人有效。况且，有些患者的头皮平时就十分干燥，若使用控油洗发水反而加重皮肤的干燥，加重头皮屑的产生。

问：陈皮煮水、啤酒、白醋、小苏打粉、阿司匹林这些方法真的能减少头皮屑吗？

答：上述方法对个别患者可能能在短期内减少头皮屑的产生，但其效果十分有限；且还可能对皮肤有明显的刺激性，容易导致刺激性皮炎和头皮微环境的异常，故不建议使用。

头皮屑产生的原因当前并未完全明了。使用陈皮煮水、啤酒、白醋、小苏打粉、阿司匹林等物质，可能通过以下机制来暂时减少头皮屑的产生：①药物较弱的酸性或碱性作用暂时改变头皮的微环境，抑制头皮微生物（包括马拉色菌等）的生长。②其中的一些活性成分具有轻度的角质剥脱作用（如白醋中的醋酸），可加速已过度增生的头皮角质层细胞的脱落，减少后续的鳞屑生成。③暂时抑制头皮皮脂腺的分泌能力，减少皮脂腺的过度分泌，改善皮肤的油腻状态。但是：①这些物质的上述作用强度是有限的。②这些物质的去屑作用多数仅基于其促进角质剥脱的功能，而并非针对头皮屑产生的根本机制的全过程。③这些物质往往具有较强的皮肤刺激性，反复使用极易引发刺激性皮炎，甚至引起皮肤炎症反而加重脂溢性皮炎或头皮屑的症状。

因此，建议头皮屑患者应尽量采用正规的治疗，选用正规合格的"去屑"洗护产品或寻求专业医生的帮助，处方安全有效的药物，切不可听信所谓的"偏方"。

问：勤洗头能减少头皮屑吗？

答：勤洗头能在一定程度上暂时减少头皮屑的残留，改变头皮屑增多的外观，但并不能从源头上减少头皮屑的生成。

头皮屑的产生原因十分复杂。其基本机制是在多种因素的作用下，发生的头皮表皮角质形成细胞的过度增生和加速脱落。洗头可以通过物理方法快速清除已经死亡但尚附着在头皮上而未完全脱落的角质细胞（鳞屑），减少皮屑的残留。但这只是针对皮屑"整个生命历程"的最后一步，而并非针对源头的根本治疗（即并未从根本上改善角质形成细胞的过度增生状态）。因此，勤洗头在很大程度上只是一种权宜之计，只是通过减少皮屑在头皮的最后附着，寻求的一种暂时性的外观改善效果。当然，不可否认的是，经常洗头也可能通过减少头皮表面皮脂的异常残留，从而抑制细菌和真菌的繁殖，对从根本上减少头皮屑和脂溢性皮炎的产生有一定的改善作用；但仅依靠洗头，其总效果肯定是有限的。

问：脂溢性皮炎患者在卫生上需要特别注意什么？

答：脂溢性皮炎患者在卫生上应注意勤清洁，并选择合格的洗护产品；注意尽量避开过度干燥、闷热或过多灰尘的环境。

在脂溢性皮炎的发生机制中，非常重要的一个环节就是皮肤中的皮脂腺分泌过多，导致皮脂在皮肤表面的堆积，继发马拉色菌等真菌的过度繁殖。因此，加强头皮的清洁可以减少局部皮脂的残留，抑制真菌和细菌的生长，减少炎症的发生。在清洁时，应正确选择相应的洗护产品：①首先应选择正规厂家生产的产品，不要盲目听信广告或所谓的"偏方"。②要避免使用具有较强刺激或易引发过敏的产品，更不要擅自使用所谓的"白醋、纯碱"等化学药品。③头皮清洁的频率与程度应适当。是否适当的一个简单判断标准是，在清洁后的即刻皮肤感觉干净清爽，但在1~2小时后应自动恢复滋润，不再有持续的强烈紧绷感。如果清洁后的皮肤紧绷感持续时间过久或甚至表面出现大量的细小鳞屑，则往往代表清洁的频率过度或使用产品的清洁能力过强。此时，应减少清洁的频率、降低产品的清洁强度或及时外用保湿剂以加强皮肤滋润，防止进一步破坏皮肤屏障功能。

此外，还应注意避免工作和生活环境的过度干燥或闷热，前者会诱发皮肤屏障功能的破坏，诱发皮肤敏感，导致炎症发生；后者则可能会增加皮肤表面油脂的分泌并减少挥发，加重脂溢性皮炎的症状。灰尘过多也更容易导致毛囊和皮脂腺开口的堵塞，阻碍皮脂腺分泌物的排泄，诱发毛囊炎症。

问：脂溢性皮炎患者在饮食上需要特别注意什么？

答：脂溢性皮炎患者在饮食上要尽可能清淡，少食辛辣刺激、油腻、过甜的食物。

脂溢性皮炎的发生与皮脂腺的过度分泌有关，而皮脂腺的分泌又受机体的激素水平、情绪状态、饮食、睡眠、运动锻炼等多种因素的影响。其中，饮食可通过刺激和改变机体的自主神经功能、调节内分泌和激素的平衡等促进皮脂腺的分泌，诱发或加重脂溢性皮炎的发生。因此，对易患脂溢性皮炎的患者，平时应注意尽量清淡饮食，少食辛辣刺激、油腻和过甜的食品以及乳制品等。

当然，饮食禁忌无论对脂溢性皮炎的发生，还是改善饮食后对脂溢性皮炎的治疗作用都只是辅助性的，并非决定性因素。因此，在日常生活适当加以注意即可，切不可因为脂溢性皮炎而盲目忌口，过度限制有益食品的摄入可能会发生营养不良等并发症，得不偿失。

问：脂溢性皮炎合并脂溢性脱发，怎么治疗？

答：脂溢性皮炎（头屑）和脂溢性脱发（雄激素性秃发）往往伴随发生，需要针对病因进行积极治疗。大多数患者需要联合使用治疗这两者的药物。

脂溢性皮炎会导致脱发，脂溢性皮炎患者若长时间得不到有效的治疗，其分泌过剩的皮脂可能会促进细菌滋生、引起感染，进而侵蚀毛囊，使毛囊生长发育受到干扰。随着病情严重程度增加，病程的迁延会增加脱发的概率；但如果能及时有效改善症状，则有助于脱发的控制（详见本章第三节常见问题"脂溢性皮炎会导致脱发吗？"）。

另外，脂溢性皮炎常同时伴有脂溢性脱发，即雄激素性秃发（详见第二章第二节常见问题"雄激素性秃发和脂溢性皮炎有关吗？"）。一项纳入3114例雄激素性秃发患者的流行病学数据显示，男性和女性分别有47.2%和50.1%报告为脂溢性皮炎及雄激素性秃发共患疾病。对于共病的患者，建议联合使用雄激素性秃发的治疗药物（如米诺地尔）和治疗脂溢性皮炎的药物（如酮康唑洗剂）。并且，已有研究证实，酮康唑可能通过抗炎及雄激素拮抗作用，刺激毛发生长；而临床证据也观察到使用2%酮康唑后，毛发密度增加和毛囊生长改善，尤其适用于合并雄激素性秃发的脂溢性皮炎的治疗。

撰写：赵恒光（重庆医科大学附属大学城医院）

审核：周城（北京大学人民医院）

参考文献

[1] BORDA L J, WIKRAMANAYAKE T C. Seborrheic Dermatitis and Dandruff: A Comprehensive Review[J]. J Clin Investig Dermatol, 2015, 3(2).

[2] CHEONG W K, YEUNG C K, TORSEKAR R G, et al. Treatment of Seborrhoeic Dermatitis in Asia: A Consensus Guide[J]. Skin appendage disorders, 2016, 1(4): 187-196.

[3] DESSINIOTI C, KATSAMBAS A. Seborrheic dermatitis: etiology, risk factors, and treatments: facts and controversies[J]. Clin Dermatol, 2013, 31(4): 343-351.

[4] BUKVIĆ MOKOS Z, KRALJ M, BASTA-JUZBAŠIĆ A, et al. Seborrheic dermatitis: an update[J]. Acta dermatovenerologica Croatica : ADC, 2012, 20(2): 98-104.

[5] FURUE M, YAMAZAKI S, JIMBOW K, et al. Prevalence of dermatological disorders in Japan: a nationwide, cross-sectional, seasonal, multicenter, hospital-based study[J]. The Journal of dermatology, 2011, 38(4): 310-320.

[6] YUAN S H, ZHANG H, CHEN Q L. The Prevalence and Risk Factors Analysis of Adolescent Seborrheic Dermatitis in Tropical and Swotropical Areas[J]. Chinese Journal of Dermatovenereology, 2008.

[7] MARINO C T, MCDONALD E, ROMANO J F. Seborrheic dermatitis in acquired immunodeficiency syndrome[J]. Cutis, 1991, 48(3): 217-218.

[8] WIWANITKIT V. Prevalence of dermatological disorders in Thai HIV-infected patients correlated with different CD4 lymphocyte count statuses: a note on 120 cases[J]. International journal of dermatology, 2004, 43(4): 265-268.

[9] JING W. A retrospective survey of mucocutaneous manifestations of HIV infection in Malaysia: analysis of 182 cases[J]. The Journal of dermatology, 2000, 27(4): 225-232.

[10] KIM T G, LEE K H, OH S H. Skin disorders in Korean patients infected with human immunodeficiency virus and their association with a CD4 lymphocyte count: a preliminary study[J]. Journal of the European Academy of Dermatology and Venereology : JEADV, 2010, 24(12): 1476-1480.

[11] SZEPIETOWSKI J C, REICH A, WESOŁOWSKA-SZEPIETOWSKA E, et al. Quality of life in patients suffering from seborrheic dermatitis: influence of age, gender and education level[J]. Mycoses, 2009, 52(4): 357-363.

[12] ARSIC ARSENIJEVIC V S, MILOBRATOVIC D, BARAC A M, et al. A laboratory-based study on patients with Parkinson's disease and seborrheic dermatitis: the

presence and density of Malassezia yeasts, their different species and enzymes production[J]. BMC dermatology, 2014, 14: 5.

[13] SOMMER B, OVERY D P, KERR R G. Identification and characterization of lipases from Malassezia restricta, a causative agent of dandruff[J]. FEMS yeast research, 2015, 15(7).

[14] 祝行行, 蒋文静, 朱威. 脂溢性皮炎病因机制的研究进展[J]. 实用皮肤病学杂志, 2017, (01): 47-49.

[15] SCHWARTZ J R, MESSENGER A G, TOSTI A, et al. A comprehensive pathophysiology of dandruff and seborrheic dermatitis – towards a more precise definition of scalp health[J]. Acta Derm Venereol, 2013, 93(2): 131-137.

[16] CHEONG W K, YEUNG C K, TORSEKAR R G, et al. Treatment of Seborrhoeic Dermatitis in Asia: A Consensus Guide[J]. Skin appendage disorders, 2016, 1(4): 187-196.

[17] RO B I, DAWSON T L. The role of sebaceous gland activity and scalp microfloral metabolism in the etiology of seborrheic dermatitis and dandruff[J]. The journal of investigative dermatology Symposium proceedings, 2005, 10(3): 194-197.

[18] TURNER G A, HOPTROFF M, HARDING C R. Stratum corneum dysfunction in dandruff[J]. Int J Cosmet Sci, 2012, 34(4): 298-306.

[19] BUKVIĆ MOKOS Z, KRALJ M, BASTA-JUZBAŠIĆ A, et al. Seborrheic dermatitis: an update[J]. Acta dermatovenerologica Croatica : ADC, 2012, 20(2): 98-104.

[20] TOBIN D J, PAUS R. Graying: gerontobiology of the hair follicle pigmentary unit[J]. Experimental gerontology, 2001, 36(1): 29-54.

[21] ADALSTEINSSON J A, KAUSHIK S, MUZUMDAR S, et al. An Update on the Microbiology, Immunology and Genetics of Seborrheic Dermatitis[J]. 2020, 29(5).

[22] MAIETTA G, FORNARO P, RONGIOLETTI F, et al. Patients with mood depression have a high prevalence of seborrhoeic dermatitis[J]. Acta Derm Venereol, 1990, 70(5): 432-434.

[23] JEAN L. BOLOGNIA J V S, LORENZO CERRONI. Dermatology, 4th ed[M]. Elsevier, 2017.

[24] 赵辨. 中国临床皮肤病学[M]. 南京: 江苏凤凰科学技术出版社, 2017.

[25] ADALSTEINSSON J A, KAUSHIK S, MUZUMDAR S, et al. An update on the microbiology, immunology and genetics of seborrheic dermatitis[J]. Exp Dermatol, 2020, 29(5): 481-489.

[26] POLONSKAYA A S S E A, KRUGLOVA L S Seborrheic dermatitis: current ideas of

the etiology, pathogenesis, and treatment approaches[J]. KlinicheskayaDermatolo giyaiVenerologiya, 2020, 19(4): 451.

[27] CLARK G W, POPE S M, JABOORI K A. Diagnosis and treatment of seborrheic dermatitis[J]. Am Fam Physician, 2015, 91(3): 185–190.

[28] SHAMLOUL G, KHACHEMOUNE A. An updated review of the sebaceous gland and its role in health and diseases Part 2: Pathophysiological clinical disorders of sebaceous glands[J]. Dermatol Ther, 2021, 34(2): e14862.

[29] COHEN B. Differential Diagnosis of Diaper Dermatitis[J]. Clin Pediatr (Phila), 2017, 56(5_suppl): 16S–22S.

[30] 徐晨琛, 陈典, 刘洁, 等. 皮肤镜在头皮银屑病和脂溢性皮炎诊断及鉴别诊断中的应用 [J]. 中华医学杂志, 2014, 94(44): 3467–3470.

[31] 林景荣. 皮肤镜在红斑丘疹鳞屑性皮肤病诊断中的应用[J]. 中华皮肤科杂志, 2018, 51(03): 241–243.

[32] ERRICHETTI E, PICCIRILLO A, VIOLA L, et al. Dermoscopy of subacute cutaneous lupus erythematosus[J]. Int J Dermatol, 2016, 55(11): e605–e607.

[33] KANG I H, SEO J K, SHIN M K. Useful Dermoscopic Findings for Differentiating Rosacea from Seborrheic Dermatitis[J]. Indian J Dermatol, 2020, 65(4): 316–318.

[34] LALLAS A, ARGENZIANO G, LONGO C, et al. Polygonal vessels of rosacea are highlighted by dermoscopy[J]. Int J Dermatol, 2014, 53(5): e325–e327.

[35] 王玉兰, 李艳, 张丽媛, 等. 头皮脂溢性皮炎RCM与皮肤镜特征分析及与头皮银屑病的 鉴别[J]. 中国皮肤性病学杂志, 2020, 34(03): 272–279.

[36] DE CARVALHO N, FARNETANI F, CIARDO S, et al. Reflectance confocal microscopy correlates of dermoscopic patterns of facial lesions help to discriminate lentigo maligna from pigmented nonmelanocytic macules[J]. Br J Dermatol, 2015, 173(1): 128–133.

[37] SANDERS M G H, PARDO L M, GINGER R S, et al. Association between Diet and Seborrheic Dermatitis: A Cross–Sectional Study[J]. J Invest Dermatol, 2019, 139(1): 108–114.

[38] STEFANAKI I, KATSAMBAS A. Therapeutic update on seborrheic dermatitis[J]. Skin therapy letter, 2010, 15(5): 1–4.

[39] NALDI L, DIPHOORN J. Seborrhoeic dermatitis of the scalp[J]. BMJ clinical evidence, 2015, 2015: 1713.

[40] CLARK G W, POPE S M, JABOORI K A. Diagnosis and treatment of seborrheic dermatitis[J]. American family physician, 2015, 91(3): 185–190.

[41] KASTARINEN H, OKSANEN T, OKOKON E O, et al. Topical anti-inflammatory agents for seborrhoeic dermatitis of the face or scalp[J]. The Cochrane database of systematic reviews, 2014, 2014(5): Cd009446.

[42] SCHWARTZ R A, JANUSZ C A, JANNIGER C K. Seborrheic dermatitis: an overview[J]. American family physician, 2006, 74(1): 125-130.

[43] OKOKON E O, VERBEEK J H, RUOTSALAINEN J H, et al. Topical antifungals for seborrhoeic dermatitis[J]. The Cochrane database of systematic reviews, 2015, (5): Cd008138.

[44] SHAH P, SAGAR P R, ALHUMAIDI N, et al. Parkinson's Disease and Its Dermatological Associations: Is Your Skin Whispering You a Diagnosis?[J]. Cureus, 2020, 12(8): e9933.

[45] VáZQUEZ-HERRERA N E, SHARMA D, ALEID N M, et al. Scalp Itch: A Systematic Review[J]. Skin appendage disorders, 2018, 4(3): 187-199.

[46] GARG T, SANKE S. Inflammatory dermatoses in human immunodeficiency virus[J]. Indian journal of sexually transmitted diseases and AIDS, 2017, 38(2): 113-120.

[47] PURNAMAWATI S, INDRASTUTI N, DANARTI R, et al. The Role of Moisturizers in Addressing Various Kinds of Dermatitis: A Review[J]. Clinical medicine & research, 2017, 15(3-4): 75-87.

[48] DEONANDAN R, SEVERN M. Pimecrolimus for the Treatment of Adults with Atopic Dermatitis, Seborrheic Dermatitis, or Psoriasis: A Review of Clinical and Cost-Effectiveness, Ottawa (ON), F, 2017[C]. Canadian Agency for Drugs and Technologies in Health. Copyright © 2017 Canadian Agency for Drugs and Technologies in Health.

[49] WONG E, KURIAN A. Off-Label Uses of Topical Calcineurin Inhibitors[J]. Skin therapy letter, 2016, 21(1): 8-10.

[50] HALD M, ARENDRUP M C, SVEJGAARD E L, et al. Evidence-based Danish guidelines for the treatment of Malassezia-related skin diseases[J]. Acta Derm Venereol, 2015, 95(1): 12-19.

[51] TURNER G A, HOPTROFF M, HARDING C R. Stratum corneum dysfunction in dandruff[J]. International journal of cosmetic science, 2012, 34(4): 298-306.

[52] NALDI L, REBORA A. Clinical practice. Seborrheic dermatitis[J]. N Engl J Med, 2009, 360(4): 387-396.

[53] PETER R U, RICHARZ-BARTHAUER U. Successful treatment and prophylaxis of

scalp seborrhoeic dermatitis and dandruff with 2% ketoconazole shampoo: results of a multicentre, double-blind, placebo-controlled trial[J]. Br J Dermatol, 1995, 132(3): 441-445.

[54] YEO I K, JANG W S, MIN P K, et al. An epidemiological study of androgenic alopecia in 3114 Korean patients[J]. Clinical and experimental dermatology, 2014, 39(1): 25-29.

[55] LEE W S, LEE H J, CHOI G S, et al. Guidelines for management of androgenetic alopecia based on BASP classification--the Asian Consensus Committee guideline[J]. Journal of the European Academy of Dermatology and Venereology: JEADV, 2013, 27(8): 1026-1034.

[56] ALESSANDRINI A, STARACE M, D""""OVIDIO R, et al. Androgenetic alopecia in women and men: Italian guidelines adapted from European Dermatology Forum/ European Academy of Dermatology and Venereology guidelines[J]. Giornale italiano di dermatologia e venereologia : organo ufficiale, Societa italiana di dermatologia e sifilografia, 2020, 155(5): 622-631.

[57] PIéRARD-FRANCHIMONT C, DE DONCKER P, CAUWENBERGH G, et al. Ketoconazole shampoo: effect of long-term use in androgenic alopecia[J]. Dermatology (Basel, Switzerland), 1998, 196(4): 474-477.

第五章
其他常见头皮疾病

一、头皮与头发感染

1. 头癣

◎定义与发病情况

头癣（Tinea capitis）是由皮肤癣菌感染头皮和毛发引起的传染性皮肤病。头部感染皮肤癣菌会出现头发质量和亮度的改变、毛根周围产生鳞屑、头发折断脱落、毛囊及周围头皮红肿、发炎、脓疱甚至溃疡。

头癣好发于儿童，由已患病的人或宠物直接或间接接触而传染，常在幼儿园、小学及家庭中传播。患者或宠物脱落的病发等污染物和理发工具（如理发剪、剃刀、梳子、毛巾等）是主要传播媒介。致病菌分为亲动物性、亲土性、亲人性皮肤癣菌。临床表现分为白癣、黑点癣、黄癣、脓癣。传播方式包括人传染人、动物传人或者环境传人。

◎病因

不同的病原微生物可引起不同类型的头癣。犬小孢子菌引起白癣；紫色毛癣菌、断发毛癣菌等引起黑点癣；许兰毛癣菌引起黄癣；亲动物犬小孢子菌、须癣毛癣菌复合体、亲土壤石膏样小孢子菌等均可引起脓癣。

◎临床表现

白癣（Tinea alba）

多见学龄前儿童，男孩多于女孩。初起为群集毛囊性丘疹或红斑，继而变为灰白色鳞屑性小斑片，数周内扩大为圆形或椭圆形斑片（图5-1A），可伴瘙痒。病发出头皮2~3mm处折断，残根部包绕灰白色套状鳞屑（菌鞘），断发极易拔出。皮肤镜下见受累毛干根部呈点状断发，外周包绕白色套，病发毛干有间断分布的白色条形码样结构（图5-1B）。紫外光皮肤镜下毛根部呈现亮蓝色荧光（图5-1C）。常在一大片病变周围出现小片卫星状损害，自觉瘙痒。灰白色鳞屑斑、菌鞘和断发是白癣的三大特征。

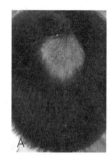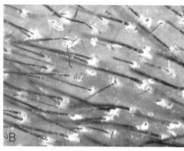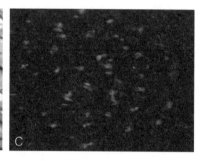

图5-1　白癣的临床表现

（A：白色鳞屑脱发斑；B：皮肤镜下见毛根由白色菌鞘包绕；C：紫外光皮肤镜下显示毛根周围亮蓝色荧光）

黑点癣（Black-dot ringworm）

黑点癣又称黑癣。儿童及成人均可发病。起初为1~2个鳞屑状小点，逐渐扩大为点滴状或小片状鳞屑斑。病发极为脆弱，病发出头皮即折断，折断处为黑点状，故称黑点癣（图5-2A）。皮肤镜下见受累毛干呈点状断发、逗点状发、问号状发及螺旋状发（图5-2B），紫外光皮肤镜下不显示荧光。炎症轻，稍痒。属发内孢子型，病程慢性，青春期不自愈。如果不及时治疗，毛囊会被破坏，导致小片和点状瘢痕性秃发。

黄癣（Tinea favus）

黄癣罕见型头癣，儿童期发病。初为毛囊及发根处丘疹或小脓疱，后为黏着性点状黄色或灰色薄痂，逐渐扩大增厚形成黄癣痂。痂呈硫黄色，周边翘起，中央紧附头皮形如碟状，痂下为潮红糜烂面，散发出鼠臭味。自觉瘙痒。真菌在发内生长，病发无光泽、变脆易折断，毛囊破坏，形成永久性秃发及萎缩性瘢痕。病程慢性，不经治疗可患至成年，甚至老年。毛发除发际线附近毛发不受侵犯外，几乎

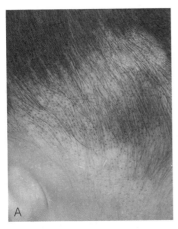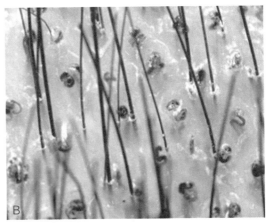

图5-2　黑点癣的临床表现

（A：病发折断残端呈黑点；B：皮肤镜下病发呈螺旋状、逗号状及折断）

所有头发都被破坏脱落。黄癣痂、萎缩性瘢痕、永久性秃发是黄癣三大特征。

脓癣（Kerion）

头皮强烈感染性变态反应。发病1~2周后局部肿胀、化脓，表面鲜红，质软有波动，为化脓性毛囊炎。由群集性、毛囊性小脓疱形成痈（相邻多个毛囊及其周围组织化脓性感染），有波动感，常易被外科切开引流而无效（图5-3），疼痛轻微。皮损内毛发松动、折断、易拔出，皮损边缘陡直，与正常皮肤分界清

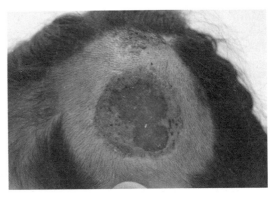

图5-3　脓癣

（群集性毛囊性脓疱形成痈，误被切开引流）

楚。附近淋巴结肿大。临床特征为区域性炎症性秃发、毛囊化脓、患区断裂毛发松动及脱落、邻近毛发周围脓性分泌物伴痂皮，可继发细菌感染。脓癣分为经典型、脓疱型、疖肿样型和溃疡型。治愈后遗留永久性脱发和瘢痕。

◎诊断

头癣的诊断主要根据各头癣类型的典型临床表现、皮肤镜下特点、病发镜

检、滤过紫外线灯检查和培养分离鉴定菌种来进行。

直接镜检

①黄癣：黄癣痂内可见鹿角状菌丝及孢子，病发内可见关节孢子和菌丝，气泡。②白癣：病发外见成堆或呈镶嵌状小孢子。③黑点癣：病发内成串的链状大孢子。使用真菌荧光染色技术能在数分钟内发现真菌菌丝和孢子等结构（图5-4），且真菌细胞壁上的几丁质在紫外光显微镜下显色能提高真菌镜检的阳性率和准确率。

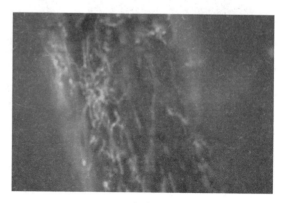

图5-4　真菌荧光染色
（所见脓癣病发内外的真菌菌丝和孢子）

真菌培养

确定和鉴定患处菌种，是诊断和判愈的金标准。

Wood灯检查

黄癣的病发有暗绿色荧光，白癣的病发有亮绿色荧光，黑点癣的病发无荧光。

◎治疗

采取"剪、洗、搽、服、消"五字综合疗法。

1. "剪"：每周剪去病发消除感染源；

2. "洗"：每天用2%酮康唑洗剂、硫黄皂洗头，以洗去带菌鳞屑和痂壳；

3. "搽"：外用抗真菌制剂，如1%萘替芬~0.25%酮康唑复方乳膏、5%~10%硫黄软膏、氧化锌硫软膏、2.5%碘酊或3%克霉唑霜等；

4. "服"：口服抗真菌药，疗程4~8周或更久。①灰黄霉素（超微颗粒型剂量减半），成人600~800mg/d，儿童10~20mg/kg·d，分2~3次口服，与含脂肪食物同时服用可促进吸收。②伊曲康唑，成人200~400mg/d，儿童3~5mg/kg·d，饭后立即用牛奶或可乐送服（在脂餐或酸性环境下伊曲康唑易吸收）。③特比萘芬，成人250mg/d，儿童体重不足20kg者62.5mg/d，体重20~40kg者125mg/d。④氟康唑3~6mg/kg·d。⑤脓癣除内服抗真菌药物外，急性期可短期口服复方甘草酸苷或小剂量糖皮质激素，伴细菌感染者需加服抗生素，切忌切开引流。

5. "消"：煮沸消毒帽子、枕头、毛巾等。头癣患者以内服抗真菌药物为主，直至临床治愈和真菌培养阴性。预防包括控制传染源，隔离及治疗患病宠物。头癣的预防手段包括：切断传染途径，对病发、头皮屑焚烧，浸泡消毒理发工具，烫洗患者的帽、枕、被物等，注意个人卫生，常洗头。

2. 毛囊炎

◎定义与发病情况

毛囊炎（Folliculitis）为毛囊口的化脓性感染。毛囊炎在任何年龄均可发病，好发于成人的多毛部位，如头皮、面、颈、四肢、背、臀、会阴等部位。

◎病因

浅表性毛囊炎的致病菌常见金黄色葡萄球菌，其次为凝固酶阴性葡萄球菌（如表皮葡萄球菌、白色葡萄球菌等），以及乙型溶血性链球菌、铜绿假单胞菌等，或多种菌混合感染。各种理化因素刺激（如油性毛囊炎）与许多毛囊的油性堵塞有关。儿童期最常见的毛囊炎为金黄色葡萄球菌性浅表性毛囊炎。成年男性最易患胡须区毛囊炎，与常用未清洗的电动剃须刀有关。

◎临床表现

在金黄色葡萄球菌性浅表性毛囊炎中，皮损为毛囊性炎性丘疹或圆形黄色脓疱，中央有毛发贯穿，周围有红晕（图5-5A）。皮肤镜下见毛囊周围红色背景，中心有红色丘疹和黄白色脓疱（图5-5B）。脓疱破溃后有少量脓血或干涸形成黄痂皮，脱落后不形成疤痕，自觉痒痛。急性葡萄球菌毛囊炎较常见，脓疱分批出现，在7~10天内可痊愈。但也有一些临床变异的特殊类型，如复发性或慢性葡萄球菌性毛囊炎、秃发性毛囊炎、须疮（男性胡须部位的丘疹或脓疱）、瘢痕疙瘩性毛囊炎。单个毛囊深部或毛囊周围的化脓性感染可

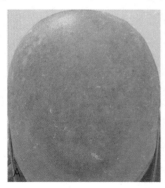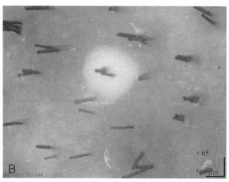

图5-5　毛囊炎的临床表现

（A：头皮局灶性红斑、丘疹、脓疱及脱发斑；B：皮肤镜下见头皮毛囊周围炎症性红斑，毛干为中心的脓疱）

出现疖（Furuncle）。若免疫力低下、皮损多发且反复、经久不愈，称为疖病（Furunculosis）。多个相邻毛囊及毛囊周围炎症相互融合形成的皮肤深度感染称为痈（Carbuncle）。

◎诊断

根据病史及典型临床特点，结合细菌学检查做出诊断。应与由马拉色菌引起的毛囊炎相鉴别，毛囊角栓查到大量球形马拉色菌酵母细胞是实验室鉴别的依据。疖应与汗腺炎相鉴别，痈应与脓癣相鉴别。

◎治疗

轻型葡萄球菌性毛囊炎常有自限性，既疾病发生发展到一定程度后，靠机体调节能够控制病情发展并逐渐恢复痊愈，如果去除诱因后可消退。一般用抗菌剂清洗受累皮肤后局部涂抗菌剂，如夫西地酸、莫匹罗星或2%克林霉素乳膏，每天2次。严重者在外用药物基础上系统使用抗生素，如口服米诺环素50mg/次，每天2次，疗程2~4周。如果感染持续或复发，应从毛囊脓液中培养分离鉴定菌种，并做药敏实验，根据结果调整为敏感抗生素。表现为疖和痈者，在系统应用抗生素基础上必要时需切开引流。

3. 头虱

◎定义与发病情况

头虱病（Pediculosis capitis）是虱病的一种，是头虱寄生于头发和头皮部位，反复叮咬吸血引起的传染性皮肤病。

头虱病分布于全球，具有传染性，主要通过人与人接触直接传播，亦可通过衣帽、梳子或毛巾、被褥等物品间接传播。多发生在儿童，偶见于成人，女性稍多。卫生条件差、群居人群易感。

◎病因

虱为昆虫纲节肢动物，是终生不离开人类的体外寄生虫。体形扁平、无翅，不会跳跃、飞行或者借助其他动物传播。根据寄生人体部位分为头虱、体虱和阴虱。虽然各自偏好身体的特定部位，但仍有"跨界"情况发生，如家庭成员中由成人感染来的阴虱（可作为性传播疾病）通过密切接触传染到儿童的头上。头虱的成虫为灰白色，体长2~3mm，常寄生于头发或头皮。虱用口器刺入皮肤吸血，其机械损伤和毒性分泌物刺激是致病因素，体虱可传播回归热和斑疹伤寒。

◎临床表现

头虱寄生于头皮或头发，幼虫或虫卵牢固黏附在位于头皮表面上方毛干上，偶尔在睫毛和眉毛上。虱叮咬处有红斑、丘疹。患者感觉到头皮上有异物爬动。虱子吸血过程中将唾液注入人体会发生过敏反应，瘙痒剧烈，以夜间为甚。因搔抓致头皮抓破、可见出血点、血痂及脱发，重者浆液渗出可使头发粘连成束并散发臭味，产生蜜色结痂或继发性脓疱疮、疖病和淋巴结肿大或湿疹样变，还可引起睑缘炎。

◎检查和诊断

检查方法主要包括直接镜检、Wood灯检查、皮肤镜检查。

依据临床表现及接触史，查见头虱成虫或卵可确诊。头虱应与毛发管型、毛结节病、脂溢性皮炎、脓疱疮、瘙痒症、痒疹、疥疮结节等相鉴别。

◎治疗

头虱患者应剃头后搽药。女性患者用密篦子（一种齿比梳子密的梳头用具）将虱和虱卵篦尽，再外用50%百部酊、25%苯甲酸苄酯乳剂、氧化锌硫软膏搽遍头发，每天2次，第3天用热水肥皂洗头，彻底消毒用过的梳、篦、帽子、头巾及枕套等。拟除虫菊酯和扑灭司林是最常用的药物。也可口服伊维菌素，常用成人剂量为单剂量12mg。甲氧苄啶-磺胺甲恶唑（复方新诺明）可用于治疗脓疱疮等继发感染。

问: 头癣感染会传染吗?

答: 会传染。

头癣是真菌感染毛发和头皮的疾病，具有传染性。传播途径包括动物传人、人传人和物传人。了解了这些传播途径对于预防感染有重要意义，患者及家庭成员都应该注意，在早期诊断和有效治疗的同时切断传染源和传播途径，避免头癣在家庭内部、聚集人群（幼儿园、学校及社区内）中传播。

问: 头癣需与哪些疾病鉴别?

答: 黄癣应与湿疹、脂溢性皮炎、脓疱疮、瘢痕性秃发相鉴别。白癣或黑癣应与脂溢性皮炎、石棉状糠疹、头皮银屑病、斑秃、假性斑秃、儿童拔毛癣相鉴别。脓癣应与脓疱疮、细菌性脓肿、痈、慢性毛囊炎、头皮穿凿性毛囊炎相鉴别。

问: 头癣用硫黄皂洗头有效果吗?

答: 有一定效果。

用硫黄皂洗头目的是抑制和洗掉在病发和头皮上的真菌，只是治疗方案的选择之一，单纯用硫黄皂洗头是不够的。现在更推荐用含2%酮康唑的洗剂（香波）洗头，操作更方便。头癣的治疗原则是"剪、洗、搽、服、消"五字综合疗法，应同时进行才能达到规范治疗的标准。

问：头发脱落的地方长脓包是头皮毛囊炎吗？

答：不一定。

头发脱落的原因包括感染、斑秃、雄激素性秃发等多种原因。感染可能是细菌（引起毛囊炎），也可能是真菌（引起头癣）。如果"长脓包"的原因是细菌，那就不是单纯的头皮毛囊炎，而是头皮的疖或者痈。如果由真菌感染所致则是脓癣的临床表现。因此应该结合病原学检查才能判断。

问：养宠物会容易得头虱吗？

答：不会。

虱子是专性人体寄生虫，因此不能在其他动物或家具上存活。头虱的感染源是头虱患者头发上的头虱成虫、幼虫或虫卵，经直接或间接（帽子、梳子等）接触而传染。虽然宠物皮毛中可能寄生各种寄生虫如螨虫，但不会传染头虱。

问：改掉不良卫生习惯可以减少感染头虱的风险吗？

答：是的。

应养成良好卫生习惯，勤洗头。不与患有头虱病的患者产生头对头的直接接触传播；尽量避免试戴商店的帽子、健身房的公用耳机，也要避免与他人共用枕头、毛巾、梳子等物品，避免间接接触传播。

（本节照片由撰写医生提供）

撰写：冉玉平（四川大学华西医院）

审核：章星琪（中山大学附属第一医院）

二、头皮银屑病

1.定义及发病情况

银屑病，我们平时称呼"牛皮癣"，是一种慢性炎症性皮肤病，英国医生罗伯特威廉在1808年出版的《皮肤疾病》一书中首次对牛皮癣进行了描述。银屑病可发生于全身各处皮肤，头皮是最常发生的部位之一，且往往是银屑病最先受累的部位，在我国，有52.8%的银屑病患者最早出现皮损的部位是头皮。银屑病的发病年龄主要集中于青年，男性比女性更容易患银屑病（1.49∶1）。头皮银屑病由于有头发遮盖的特殊性，往往不易被发现，同时易被误诊为脂溢性皮炎等疾病，从而延误了早期治疗。因此如何早期发现头皮银屑病，对于银屑病的治疗和控制是极其重要的。

2. 病因及发病机制

银屑病的发病原因较为复杂，一般认为银屑病是一种在一定的遗传背景下，免疫紊乱、代谢失衡等因素和环境因素（如β-溶血性链球菌感染、HIV、压力和药物）共同引起的慢性炎症性皮肤疾病。在白种人中，30%患者的一级亲属（父母、子女和亲兄弟姐妹）也存在银屑病病史，在我国也有超过20%的患者被报告有阳性家族史。人类白细胞抗原（HLA）尤其是HLA-Cw6被认为与银屑病的发生密切相关；免疫紊乱方面，银屑病被认为是一种Th1疾病，干扰素-γ、IL-2和IL-12在斑块中占主导地位。肿瘤坏死因子α（TNFα）是先天性免疫反应的关键炎性细胞因子，其活性在银屑病中显著增加；同时，近年来银屑病与其他全身疾病的关系也受到重视，如代谢综合征、克罗恩病、心血管疾病等。

3. 临床表现与诊断

头皮银屑病表现为大小不等的红色丘疹、斑块，表面覆盖较厚的银白色鳞屑，鳞屑呈层状，严重时会互相融合成片，甚至累积全头皮及头皮以外部位。部分头皮银屑病可以与脂溢性皮炎合并，称为油脂牛皮癣，可覆有油腻鳞屑。头皮银屑病常伴瘙痒，当刮除表面附着鳞屑后，可观察到薄膜现象（一层光滑的红色薄膜）及Auspitz征（点状出血，轻刮薄膜后数秒内红斑表面出现小出血点）。与脂溢性皮炎不同的是，头皮银屑病的损伤范围常常超出发际线（图5-6）。受头皮银屑病影响的头发由于鳞屑的牵扯

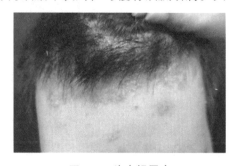

图5-6　头皮银屑病

而紧缩成束状，犹如一束束的毛刷，称为束状发（图5-7），但一般不会引起永久性脱发。

病理上，银屑病表现为角质形成细胞异常增殖，角化过度及角化不全，这也是银屑病表现为多层白色鳞屑的原因。角化不全区域可见中性粒细胞聚集的Munro微脓肿或Kogoj微脓疱，颗粒层明显减少或消失，棘层增厚。真皮乳头呈杵状，其上方棘层变薄，乳头内毛细血管扩张充血。这导致皮损部位皮肤变薄，容易出血，从而在临床上表现薄膜现象和Auspitz征。

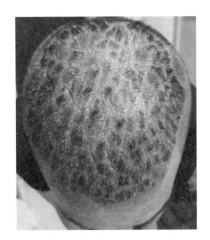

图5-7 束状发

头皮银屑病的诊断并不困难，可根据典型的临床表现进行诊断。如果临床表现不典型，可以借助皮肤镜等检查手段进行辅助诊断，必要时可进行组织病理诊断。

4. 治疗方法

头皮银屑病常常是银屑病的初期表现，因此如何在头皮银屑病阶段将银屑病进行控制，阻止其进一步进展，对于提高银屑病患者的生活质量具有重要的作用。目前有多种手段对头皮银屑病治疗有效，因此患有头皮银屑病的患者要有信心，只要早期前往正规医院进行治疗干预，完全可以跟正常人一样进行日常的生活与交际，不用担心银屑病对于外貌的影响。

目前头皮银屑病的治疗以局部治疗为主，其中强效糖皮质激素、维生素D衍生物和维A酸类药物为主要外用药物，可以单独使用或者联合应用。此外还有钙调磷酸酶抑制剂、水杨酸等药物，病情严重时可加用系统性治疗。头皮血管、汗腺丰富，凝胶、酊剂类的头皮搽剂更适用于头皮银屑病。

◎糖皮质激素

根据现有的随机对照研究显示，糖皮质激素霜剂比其他局部治疗如钙矾石、煤焦油和他扎罗汀更有效。局部强效皮质类固醇可以安全、成功地使用，但是目前缺乏长期使用糖皮质激素（>4周）的安全性试验，并且存在头皮萎缩的风险，需要警惕，最好在医生指导下使用。

◎维生素D$_3$衍生物

维生素D$_3$衍生物外用制剂也被证实对于头皮银屑病有较好的效果，它可以抑制表皮增生，促进角质化的正常化，并具有抗炎特性。尽管与糖皮质激素相比，其改善病情的疗效稍差，但是不会导致皮肤萎缩，同时没有快速耐药的风险，适合长期使用（长达12个月）。维生素D$_3$衍生物外用制剂主要的不良反应为局部的灼热感和刺激感。研究表明，维生素D$_3$衍生物与糖皮质激素联用会显示出更好的治疗效果，被认为是治疗头皮银屑病的首选。

◎他扎罗汀

他扎罗汀作为维A酸类外用药，可以调节表皮细胞分化及增殖，但他扎罗汀治疗头皮银屑病的证据尚缺乏。对于斑块型银屑病，单药效果并没有皮质类固醇及维生素D$_3$衍生物有效，可考虑联合使用，降低刺激性及皮肤萎缩风险。但是，需注意他扎罗汀具有一定生殖毒性，禁用于孕妇及哺乳期妇女。

◎钙调磷酸酶抑制剂

他克莫司是一种强力的免疫抑制剂，能够抑制促炎细胞因子的转录、角质形成细胞过度增殖和银屑病皮损中HLA-DR的表达。有文献指出他克莫司单用的效果与维生素D$_3$衍生物相当，但是在头皮银屑病中的证据尚不充足。

◎水杨酸

由于银屑病病理上表现为角化过度及角化不全，而水杨酸具有角质调理作用，可以增强药物的吸收能力。联合使用水杨酸后，皮质类固醇及钙调磷酸酶抑制剂的治疗效果更好。

问：头皮银屑病会遗传吗？

答：头皮银屑病有一定的遗传风险，但银屑病并不是遗传性疾病，请勿过度恐慌。

全基因组分析及双胞胎研究显示，银屑病是具有一定的遗传背景。当一级亲属患有银屑病，其患银屑病的风险确实有所提高，但是银屑病的病因相对复杂，除了遗传因素外，压力、感染、免疫、代谢等因素也参与了银屑病的发生。因此，不是所有的银屑病都会遗传，即使带有相关的易感基因也不一定会发病，所以不必过度恐慌。

问：头皮银屑病总是复发怎么办？

答：银屑病作为一种慢性炎症性疾病确实存在着易复发的特点。

我们首先应该明确一个观点，就是银屑病目前并不能完全治愈，头皮银屑病可能更加顽固。我们所能做的就是尽量减少其复发，以及每次发作时通过及时的治疗来缓解乃至完全消除症状。银屑病患者应该正确对待疾病、放松心态，在每次发作时及时就医，采取正规的治疗流程，这样可以有效地缩短病程、减少复发。切不可轻信"银屑病能根治"的谎言而采用"非正规"的治疗手段。一些非正规药物的治疗可能短期内效果非常显著，但可能引起很大的副作用，甚至在停药后加重病情。

问：头皮银屑病会传染到身上吗？

答：头皮银屑病是有可能扩展到身上的，但是这不是"传染"，而是疾病的自然发展。

头皮往往是银屑病最常见的初发部位，如果没有及时进行治疗干预，当病情进一步扩展时，可能出现皮损的扩展，甚至出现合并关节病型银屑病、脓疱型银屑病等更严重的情况。因此，及时到正规医院就医是非常重要的。

问：晒太阳会加重头皮银屑病吗？

答：适度晒太阳不会加重头皮银屑病，但是不可以过度日晒。

虽然光疗对于银屑病有良好的治疗效果，但是由于头皮表面有头发覆盖，减少了紫外线的照射面积，所以效果并不显著。由于紫外线会引起皮肤发生光老化，同时也会引起皮肤氧化应激，出现炎症反应，因此过度的日晒会对我们的皮肤造成一定的伤害。头皮银屑病患者应注意不要过度日晒，一般推荐物理防晒（打遮阳伞、戴帽子）来对皮损部位进行保护。

问：头皮银屑病患者在饮食上要注意什么吗？

答：头皮银屑病患者在饮食上没有什么特殊的要求，但是应注意减少压力、少熬夜、戒烟戒酒，缓解因压力应激及精神因素造成头皮银屑病的加重。

问：头皮银屑病多久洗一次头比较好？

答：一般推荐每周洗头2~3次，保护头皮微环境。

可以尝试使用含煤焦油的洗发香波进行洗涤，水温不宜过高，减少局部刺激，同时应避免搔抓头皮，以免因为同形反应（诱发与已存在的某一皮肤病相同的皮肤变化）导致皮损扩展。

（本节照片由湘雅医院皮肤科匡叶红医生提供）

撰写：刘奕聪、李吉（中南大学湘雅医院）

审核：章星琪（中山大学附属第一医院）

三、特应性皮炎

1. 定义及发病情况

特应性皮炎又称特应性湿疹、异位性皮炎，是一种慢性、复发性的炎症性皮肤病。特应性皮炎即可见于儿童，也可见于成人。其主要临床表现为湿疹样皮炎和剧烈瘙痒，对患者的生活、学习、工作、社交甚至家庭都会产生严重的影响。患者常伴有血清免疫球蛋白E（IgE）和外周血嗜酸性粒细胞的升高。另外，患者可伴发其他的过敏性疾病，如过敏性鼻炎、哮喘和过敏性结膜炎等。

过去30年，全球特应性皮炎患病率逐渐增加，其中欧美国家儿童患病率为7%~30%，成人患病率为1%~10%。我国特应性皮炎的患病率同样呈上升趋势，重度特应性皮炎的患者也逐年增加。根据2015年一项流行病学调查，1~7岁儿童特应性皮炎患病率为12.94%，成人的患病率约2%~8%。特应性皮炎是皮肤科最常见的疾病，应引起足够重视。

2. 病因及发病机制

特应性皮炎的病因和发病机制目前尚不完全清楚，可能与遗传、皮肤屏障受损、免疫异常、感染、精神因素等有关。多种因素相互作用，可协同导致疾病加重，造成恶性循环。

◎皮肤屏障受损

皮肤表面的角质形成细胞和其附属结构共同构成完整的皮肤屏障。先天性或后天性因素导致的皮肤屏障受损（如丝聚蛋白减少或缺如、皮肤感染、搔抓等）可导致皮肤的防护功能降低，使得外界的变应原和微生物易侵入，从而诱发皮肤炎症。

◎免疫异常

特应性皮炎患者往往存在多种免疫异常，外界的变应原和感染原进入皮肤后可活化树枝状细胞，进一步活化淋巴细胞（如Th2细胞和Th22细胞）。淋巴细胞又可释放多种炎症性细胞因子（如IL-4、IL-5、IL-22等），这些炎症因子可进一步抑制皮肤屏障相关蛋白的表达，加重皮肤屏障功能的损伤。另外，特应性皮炎患者的皮损常常发生皮肤菌群紊乱（如金黄色葡萄球菌的定植增加），可进一步加重皮肤的炎症。

◎遗传因素

据统计，若父母一方有特应性体质，其子女患特应性皮炎的概率约为25%~50%；若父母均有特应性体质，其子女患特应性皮炎的概率可达80%。特应性皮炎患者容易并发过敏性鼻炎、哮喘、过敏性结膜炎其他过敏性疾病。特应性皮炎患者往往具有我们常说的"过敏体质"，而这种过敏体质常常会遗传。

◎环境因素

气候、污染、感染源、变应原等环境因素是特应性皮炎的病因之一。常见的吸入性变应原包括尘螨、霉菌、艾蒿、花粉等；常见的接触性变应原包括甲醛、金属镍、香料和防腐剂等。不良生活习惯也可导致特应性皮炎症状的加重，例如热水烫洗、频繁搓澡、长期的搔抓等。

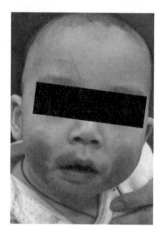

图5-8　婴儿特应性皮炎
（双颊部、口周、下颌部有红斑丘疹、渗出，其左额部可见抓痕）

3.临床表现与诊断

特应性皮炎的临床表现多种多样。婴儿特应性皮炎的皮疹多见于头面部（图5-8），可见红斑丘疹、干燥或渗出，常发生于头皮且往往形成痂屑、易继发感染。儿童特应性皮炎常可伴发皮肤干燥、鱼鳞病，其皮疹好发于面颈部、肘窝、腘窝等屈侧部位，皮疹可表现为红斑、丘疹、抓痕；有的皮肤比较干燥，可能会出现一些类似"鸡皮疙瘩"一样的毛囊性小丘疹（图5-9）。成人的临床表现变化较多，皮损以斑块、苔藓样变、抓痕、结痂为主（图5-10），可发生于任何部位（如眼睑湿疹、干燥皲裂性唇炎、耳周湿

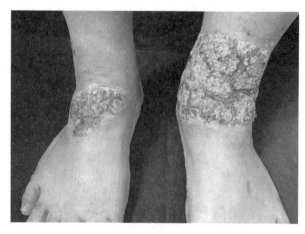

图5-9　儿童特应性皮炎（盘状湿疹）
（足踝和足背部红斑、糜烂、渗出、结痂）

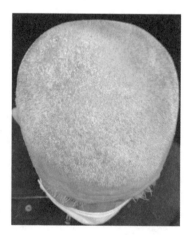

图5-10　成人头皮特应性皮炎
（可见头皮红斑、丘疹、大片脱屑）

疹、手部湿疹、汗疱疹、阴囊/外阴湿疹、神经性皮炎样皮疹、盘状湿疹、结节性痒症样皮疹、脂溢性皮炎样皮疹、乳头乳晕湿疹、接触性皮炎等）。严重者皮损可泛发全身，甚至出现红皮病。痒是最常见的症状，特征为程度较强、夜间加重、温热等因素可诱发，导致搔抓严重、睡眠质量差，生活质量下降。

头皮特应性皮炎主要表现为红斑丘疹伴瘙痒，婴幼儿特应性皮炎患儿几乎都有头皮皮疹，表现为头皮红斑、丘疹、渗出、结痂、抓痕，可继发感染，严重的可形成厚的帽状痂屑，儿童和成人患者主要表现为慢性复发性的头皮瘙痒和头皮屑增多，头皮检查可见头皮红斑、丘疹、脱屑、血痂，常常被误诊为脂溢性皮炎。

除此之外，患者常易出现过敏体质，比如对吸入物（猫毛、狗毛、尘螨等）和食物（鸡蛋、牛奶、海鲜等）过敏。患者出汗时易瘙痒，或患有其他过敏性疾病如哮喘、过敏性鼻炎、结膜炎等。

特应性皮炎临床表现多样，且诊断标准不一，传统的Hanifin-Rajka标准有27条之多，不易于临床应用；Williams 标准也多达6条，不方便记忆和应用。2016年北京大学人民医院皮肤科张建中教授团队基于全国多中心的临床研究，提出了中国成人/青少年特应性皮炎诊断的中国标准，此标准特异性和敏感性都高，且只有3条，易记易背，易于在临床应用，目前已在全国广泛应用。但此诊断方法需除外高IgE综合征、药物性皮炎、感染和肿瘤等疾病。该标准的详细内容见表5-1。

表5-1 中国成人/青少年特应性皮炎诊断的中国标准

诊断标准
1. 病程＞6个月的对称性湿疹
2. 特应性个人史a和/或家族史
3. 血清总IgE升高和/或外周血嗜酸性粒细胞升高和/或一种以上过敏原特异性IgE阳性

注：特应性皮炎的诊断：第1条+第2或3条中的任何一项（1+X）。需除外高IgE综合征、药物性皮炎、感染和肿瘤等疾病。
a. 特应性个人史是指曾经或现在患有过敏性鼻炎、哮喘或过敏性结膜炎等特应性疾病；b. 特应性家族史是指三级亲属中有湿疹/特应性皮炎、过敏性鼻炎、过敏性哮喘或过敏性结膜炎等病史。

4. 治疗方法

特应性皮炎的治疗往往是一个长期的过程，需根据严重程度不同而采取分级疗法（图5-11）。特应性皮炎的治疗原则是修护皮肤屏障、寻找并去除诱因、减轻症状和改善生活质量。

特应性皮炎患者均需接受健康教育，建议每日使用保湿润肤剂，寻找并避免可能的诱发因素。轻度患者除合理的生活指导之外，建议使用外用糖皮质激素和钙调磷酸酶抑制剂。外用糖皮质激素根据年龄和皮损部位可选用超强效、强效、中效和弱效，同时配合大量润肤剂。长期外用糖皮质激素可导致皮肤菲薄、色素沉着等不良反应，因此，应遵医嘱使用并及时调整用量。外用钙调磷酸酶抑制剂主要包括他克莫司和吡美莫司，可用于面部、颈部和外阴、阴囊等皮肤薄嫩部位，且长期使用的安全性较好。

中重度患者建议选择口服药物治疗，其中抗组胺药是治疗特应性皮炎、缓解瘙痒的常用药之一。其中第一代抗组胺药包括氯苯那敏、酮替芬等，这些药可

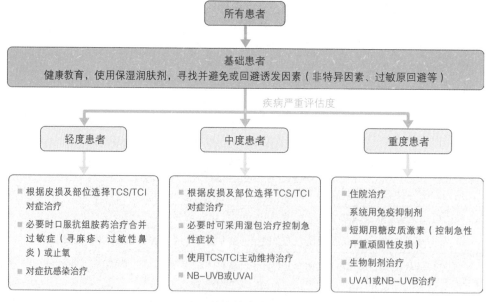

图5-11　特应性皮炎的阶梯治疗

（TCS：外用糖皮质激素；TCI：外用钙调磷酸酶抑制剂；NB-UVB：窄谱中波紫外线；UVA1：高强度长波紫外线A）

通过人体的血脑屏障，缓解瘙痒，但易导致困倦乏力和黏膜干燥。而第二代抗组胺药（如依巴斯汀、西替利嗪和咪唑斯汀）相比第一代抗组胺药不易引起患者困倦，不良反应较少，目前应用更为广泛。

重度患者可选择短期口服或注射糖皮质激素，也可使用免疫抑制剂（如环孢素和硫唑嘌呤等），在使用糖皮质激素和免疫抑制剂时应当注意药物副作用。除此以外，目前已经有许多治疗特应性皮炎的生物制剂和小分子靶向药，如抗IL-4/IL-13受体的单克隆抗体（度普利尤单抗）、抗IL-5抗体（美泊利单抗）和抗IL-31受体单抗（Nemolizumab）、Janus激酶抑制剂（如JAK1抑制剂、JAK2抑制剂等）；外用药如PDE-4抑制剂（克力硼罗）和芳香烃受体调节剂（本维莫德）等，均有不同程度的治疗效果。

头皮特应性皮炎的治疗主要为外用糖皮质激素溶液或搽剂，可快速减轻瘙痒、消除炎症。对合并头皮糠皮孢子菌感染的患者，可同时外用酮康唑洗剂，瘙痒严重的患者可口服抗组胺药止痒。

问：特应性皮炎会遗传吗？

答：特应性皮炎确实有一定的遗传倾向，但并不一定会遗传。

若亲属患有特应性皮炎、过敏性鼻炎、哮喘等其他过敏性疾病，则自己患有特应性皮炎的可能性比其他人要高。不过也无须太过担心，遵从医嘱控制症状即可。

问：特应性皮炎和湿疹有区别吗？

答：有。

在日常生活中，我们经常听到"湿疹"这一名词，而"湿疹"一词在很多时候扮演了一个"大纸篓"的角色，只要有红斑、丘疹、水疱、糜烂、渗液、脱屑、伴有瘙痒的皮疹都可能被称为湿疹，因此"湿疹"是个模糊诊断。但特应性皮炎是个精确诊断，它需要符合标准，只有符合标准才可以诊断为特应性皮炎。特应性皮炎除了皮肤表现以外，还常伴过敏性鼻炎、哮喘、过敏性结膜炎等其他特应性疾病以及特应性家族史，血液学检查可表现为血清总IgE和外周血嗜酸性粒细胞升高，以及过敏原检测阳性。

问：过敏性鼻炎、哮喘患者会容易患特应性皮炎吗？

答：会。

过敏性鼻炎、哮喘的患者往往有特应性体质，而有特应性体质者发生特应性皮炎的危险要高于正常人2~3倍，但并不是过敏性鼻炎、哮喘患者一定会患特应性皮炎。

问：特应性皮炎患者日常有什么注意事项吗？

答：特应性皮炎的治疗往往是一个长期的过程，患者除了在医生的指导下用药之外，合理的生活指导对特应性皮炎的治疗和维持有十分重要的意义。

我们建议患者从衣、食、住、行、洗、护六个方面多加注意。建议穿纯棉宽松浅色的衣物；合理忌口，减少吸烟饮酒，做好饮食记录，寻找潜在的过敏食物；不养宠物、不养易播散花粉的植物、不铺地毯、不玩毛绒玩具、避免前往花卉市场和植物园等可能致敏的环境；减少洗澡次数、缩短洗澡时间、避免热水烫洗、洗澡的水温建议控制在37℃左右、使用温和的洗发液和沐浴液、避免过度搓洗；每天全身外用保湿剂（轻度患者可每日1次，中重度患者可每日使用2次以上）、洗澡擦干后立即全身外用保湿剂。通过合理的治疗和生活护理，大多数患者的皮疹和瘙痒会明显缓解，生活质量也会得到较大的提高。

特应性皮炎患者要和医生密切配合、定期复诊。在急性期积极治疗、诱导缓解，而在稳定期注意维持治疗，这样才能预防和减少复发。

（本节照片由撰写医生提供）

撰写：胡宇晴、张建中（北京大学人民医院）

审核：章星琪（中山大学附属第一医院）

四、染发皮炎

1. 定义及发病情况

染发皮炎属于接触性皮炎，是由于烫染头发时接触烫发染发产品引起的皮肤急性炎症反应，是一种过敏反应。一般过敏体质、特应性皮炎的患者发生染发皮炎的风险较高。随着人们对美和时尚的追求不断强烈，烫染发的需求也在逐渐上升，导致本病的发病率也有所提升。国外的一项临床研究显示，染发皮炎最常见的受累部位是头面部（98.2%），其次是颈部和颈下的V形区域（71.4%）、发际线（54%），而上肢受累的占26.7%，手背占21.4%，前胸占12.5%。皮损常常出现在局部，少部分患者会波及全身。

2. 病因及发病机制

染发皮炎的主要原因是人体对烫染发剂里的化学成分过敏。对染发皮炎的患者进行斑贴试验显示，最常见的致敏物质是对苯二胺。染发皮炎主要的发病机制是由T淋巴细胞介导的皮肤迟发型变态反应（图5-12）。当患者初次接触染发

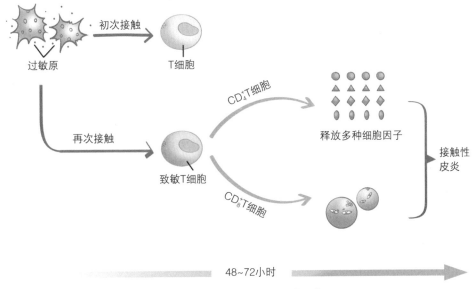

图5-12　迟发型变态反应机制的示意图

剂时，过敏原进入体内后引起T淋巴细胞发生反应，形成致敏T细胞。当再次遇到相同的过敏原时，致敏T细胞在识别和抓捕过敏原的同时产生一系列的炎症因子，进而导致接触部位的炎症反应。可以看到，本病的发病分为诱导和激发两个阶段，一般初次接触染发剂时不立即引起头皮的炎症反应，而是要经过两周左右的潜伏期，再次接触染发剂后会很快在头皮或者面颈部发生过敏反应。

3. 临床表现与诊断

一般为急性发病，发病前有染发史。皮损为头面部的红斑、丘疹、糜烂、渗出，伴有不同程度的瘙痒和烧灼感（图5-13）。严重的会出现全身反应。染发皮炎的诊断一般不难，患者通常在发生皮疹前有过染发史；在染发后数小时或数天后出现境界明显的红斑、丘疹、红肿、瘙痒等不适症状。

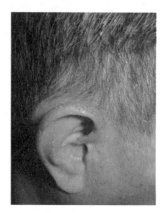

图5-13　染发皮炎

4. 治疗方法

如果发现自己染发后出现了头皮红肿、瘙痒等不适症状，不必恐慌，可马上采取以下应急措施：（1）先将头上残余的染发剂用清水小心清洗干净，同时洗头时尽量避免头上的水流到面颈部。（2）如果可以将头发剪短甚至剃光，能有效避免皮肤炎症的进一步扩散，同时也有利于局部用药。

外用疗法：轻度红肿、小水疱无渗出时可用炉甘石洗剂外涂，有明显渗液时可用3%的硼酸溶液冷湿敷，红斑丘疹较严重时可外用糖皮质激素类软膏。

内服疗法：口服药一般以止痒脱敏为主。如果患者的瘙痒症状明显，可以口服抗组胺药物。全身反应严重的患者一般考虑静脉注射或口服糖皮质激素来控制。一般1~2周左右可以痊愈。建议要在皮肤科专业医生的指导下用药。症状消失后洗发时尽量避免沾湿面颈部，以免残留的染发剂流至面颈部造成反复发作。

问：染发剂会致癌吗？

答：目前为止染发剂对人类的致癌作用不能确定。

虽然有研究表明长时间暴露于染发工作场所容易致癌，但国内外的许多研究都没有发现染发剂和癌症之间有明确的相关性。短时间内接触大量对苯二胺，可能会出现急性中毒的症状。我国染发剂中对苯二胺的含量一般在2%~6%，因此染发时不易出现急性中毒。长期过量接触含有对苯二胺的染发剂存在一定的致癌风险，但并不意味着一定会导致癌症。当然，我们也不能掉以轻心，建议最好能将染发次数控制在一年3次以内，每次间隔3个月以上。

　问：怎么才能知道自己是不是对染发剂过敏？

　答：在染发前自行过敏实验。

　染发前可以先在耳后或前臂内侧涂抹染发膏，若48~96小时后出现红斑、丘疹、水疱、瘙痒等不适症状，说明对该染发剂过敏。一些化学合成的染发剂的致敏风险较高，应尽量避免选择该类产品。天然染发剂的成分相对比较安全，不容易发生过敏反应，且毒副作用相对较小。由于过敏体质的患者更容易发生过敏反应，因此染发需要谨慎。一些特应性皮炎的患者、头皮有伤口的患者都应避免染发。

　问：染发后头发干枯毛燥怎么办？

　答：染发后头发干枯毛燥可以使用一些含阳离子表面活性剂的洗发水。

　阳离子表面活性剂因带有正电的亲水性末端，能够中和头发表面的负电，从而减少头发的毛燥。阴离子表面活性剂尽管对皮脂和污垢的清洁效果非常好，但可导致头发表面的负电荷增加，也会增加头发干枯毛燥的程度。洗头时可以使用护发素，很多护发素里会添加阳离子成分，用以模拟头发的天然脂质外层，达到减少毛燥、增强头发光泽度的作用。如果使用吹风机，可以在使用前用含硅酮的护发素保护头发。

（本节照片由北京大学人民医院周城医生提供）

撰写：孙庆敏、朴永君（大连医科大学附属第一医院）

审核：章星琪（中山大学附属第一医院）

五、头皮肿瘤

随着人们生活水平的不断提高，越来越多人喜欢去沙滩、草坪享受日光浴，古铜色皮肤一时间成为了健康的标志。可是在我们享受大好阳光的同时，也面临着巨大的安全隐患。据报道，全球每年有200万至300万例皮肤癌病例，而过度日晒是最重要的危险因素。由于头皮长时间暴露于紫外线中，头皮肿瘤问题成为了不容忽视的重要健康问题。当然，过度紫外线暴露并非是头皮肿瘤的唯一原因，很多因素都与头皮肿瘤发生有关，如服用免疫抑制剂、存在瘢痕、溃疡或接触高浓度砷等。

1. 常见的头皮恶性肿瘤

◎基底细胞癌

基底细胞癌是最常见的皮肤恶性肿瘤，发病率不低，但属于低度恶性肿瘤。基底细胞癌的临床表现多种多样（图5-14），初起多为蜡样小结节，随后缓慢扩大，中央可发生溃疡。最具特征性的表现为损害周边可见珍珠样隆起且表面有光泽，常见毛细血管扩张。另有不典型的皮损现象，如平坦的瘢痕、湿疹或色素痣。除典型的临床表现外，

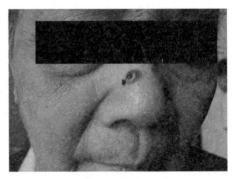

图5-14 基底细胞癌
（黑色结节，中央有溃疡，边缘有光泽）

组织病理学检查仍是诊断金标准，组织病理可见真皮中有基底样肿瘤细胞团块，外缘呈栅栏状排列，周围可见收缩间隙。随着皮肤影像技术的不断发展，皮肤镜、皮肤高频超声及反射式共聚焦显微镜的应用使得基底细胞癌诊断的准确性不断提高，在一定程度上减轻了患者不必要的痛苦。

基底细胞癌发生机制尚不完全清楚，紫外线照射是目前已知最重要的危险因素。随着年龄的增长，接受阳光照射的累积量增加，患基底细胞癌的风险会增大。基底细胞癌倾向于阳光照射最多的地方，如头皮、鼻部、面颊等暴露部位。

还有可能出现在前胸、发际线处。在慢性放射性皮炎、瘢痕及某些错构瘤，如疣状表皮痣、皮脂腺痣基础上也可发生基底细胞癌。

就治疗而言，需根据肿瘤类型、大小、部位及患者全身状况等综合考虑来选择治疗手段。最浅的皮损可以使用激光、冷冻、光动力等手段来直接处理，对于更具"侵袭性"的皮损最好行Mohs外科手术法治疗。若行手术切除，应切除全部肿瘤组织，切除范围至少距瘤体切缘0.2~0.5cm，同时由于肿瘤细胞呈浸润生长，切除深度应深达皮下脂肪层。

基底细胞癌由于发病率高、生长缓慢且极少发生转移，因此很少有人死于基底细胞癌。基底细胞癌虽然绝大部分都可治疗，但仍需重视。有研究显示，多达50%的基底细胞癌患者在5年内复发，所以在各种方法治疗后均有复发的可能性，患者平时需注意防晒、睡眠休息，做好定期门诊随访。

◎鳞状细胞癌

鳞状细胞癌是第二种常见的皮肤恶性肿瘤，常表现为中央处溃疡，周围硬而隆起，呈乳头状或菜花状（图5-15）。有些皮损看起来像红色鳞状斑块、结节或疣状损害，质地坚实，如果继发感染则可有脓性渗出、伴有恶臭。肿瘤边缘呈污秽暗黄红色。肿瘤生长较快，如果直径大于2cm则发生转移的可能性明显增加。黏膜处肿瘤的转移率可高达40%，而发生于日光性角化病基础上的转移率只有0.1%，发生于瘢痕者的转移率则介于这两者之间。

像基底细胞癌一样，鳞状细胞癌也与紫外线关系密切。长期日光暴晒，暴露于紫外线之下是最重要的诱发因素。因此其常分布于头皮、面颈部及口唇。鳞状细胞癌常见于浅肤色人群，近期研究表明，青中年人群及

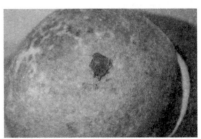
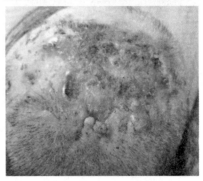

图5-15 鳞状细胞癌
（头皮瘢痕基础上出现结节、破溃和结痂）

皮肤颜色较深的人群中鳞状细胞癌发病率也越来越高。鳞状细胞癌还与下列因素有明显关系：（1）化学因素：如职业性接触一些砷和沥青等可以致癌的物质。（2）癌前期皮肤病：如日光性角化病、砷角化病及放射性皮炎等。（3）瘢痕、外伤和其他慢性皮肤病：瘢痕和外伤处易发生鳞癌，尤其是烧伤瘢痕；很多慢性皮肤病如寻常狼疮、红斑狼疮、慢性溃疡及扁平苔藓等也可癌变。（4）免疫抑制：如肾移植患者使用免疫抑制剂后鳞癌的发生率高于普通人群。

　　鳞状细胞癌比基底细胞癌要致命，有非常强的恶性趋势。若不及时治疗，更容易扩散至淋巴结或其他器官，甚至危及生命！对于未发生转移的鳞状细胞癌，使用与基底细胞癌相同的治疗手段可获得不错的疗效。目前推荐采用Mohs外科手术法治疗。若选择手术，切除范围至少扩大至瘤体外0.5~2cm，切除深度应深达皮下脂肪层或筋膜层。对于年老体弱、有手术禁忌、头面部结缔组织不多部位的患者，特别是分化程度较低且尚未侵犯骨骼或转移到淋巴结的肿瘤，一般采用局部放射治疗。由于治疗后仍有复发可能，所有患者均需定期随访，其5年治愈率可达90%左右。继发于日光性角化病者的预后较好；但若是继发于Bowen病或特殊部位如耳、唇、外阴等情况则易发生早期转移，需特别注意。

◎黑色素瘤

　　与前两种头皮恶性肿瘤相比，黑色素瘤虽然只占所有皮肤癌的1%，但它是最致命的。本病亦是与长期日光照射密切相关，日晒会增加患黑色素瘤的风险。同时，也存在遗传因素，白种人恶性黑素瘤发病率远远高于有色人种。有研究表明某些黑素瘤的发生与位于9p的抑癌基因p16的缺失相关。其次，外伤、病毒感染、机体免疫功能低下等也可能与本病的发生和发展有关。潜藏在头皮里的黑色素瘤或者身体上的无色素黑色素瘤都是难以被发现的，即使对于经验丰富的皮肤科医生也是如此，这就突显出定期皮肤检查的重要性。虽然黑色素瘤非常严重，但如果能早期发现、早期诊断，治愈率还是较高的。

　　目前用于早期发现、自我识别最推荐的是"ABCDE"方法，每月进行自我筛查（图5-16）：A- Asymmetry，指皮损形状不对称，将皮损从中一分为二，看看两块大小是否一样。B-Border，指皮损边界不规则，可表现为扇形、锯齿形等。C-Color，指皮损颜色不均匀，单个皮损颜色多种多样，它可能有黑色、红色、蓝色、棕色或白色等。需注意，有些黑色素瘤可表现为无色的，被称为"无色素性黑色素瘤"，这些可能更难被发现。通常情况下，它们"看起来像淡粉红色的小斑点"。如果你看到一个粉红色或发白的斑点正在改变或新出现，请立即就诊。D-Diameter，指皮损直径大于或等于6mm。E-Evolving，指原有皮损的大小，形状或颜色逐渐改变，或出现新发皮损。

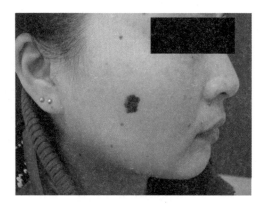

图5-16 恶性黑素瘤：

（形状不规则，颜色不均匀，有结节形成，直径大于6mm）

黑色素瘤作为一种更具侵袭性的恶性肿瘤，需要更积极的治疗。确诊后根据患者皮损的浸润深度和是否有转移确定治疗方案。及早发现和早期手术切除是治疗关键。肿瘤浸润深度小于2mm者，切除范围离肿瘤边缘1cm即可；随着浸润深度增加需适当扩大切除范围，需强调截肢并不能防止肿瘤转移。未触及的淋巴结不做预防性切除。对于更晚期的情况，应进行淋巴结活检以测试其是否扩散；对已转移的情况，可采用化疗或联合化疗。

2. 常见的头皮良性肿瘤

◎脂溢性角化

脂溢性角化是最常见的良性上皮性肿瘤（图5-17），通常发生在头面、躯干，一般为硬币大小，多向外生长，境界分明；大多数表面呈疣状、粗糙，部分皮损表面光滑，几乎不高于或者略高于皮面。多数人无症状。根据临床表现可分为斑块型、扁平丘疹型及疣状增生型。

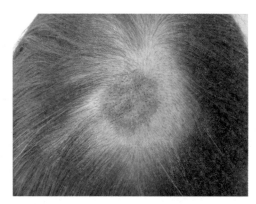

图5-17 脂溢性角化

（黑褐色斑块，表面粗糙，有油腻性角质）

脂溢性角化患病率随着年龄的增长而增加，青少年也可发病，60岁时达到高峰；男女发病无明显差异。有研究报道称在年龄超过64岁的人群中，发现88%的人至少患有一种类型的脂溢性角化病，所以脂溢性角化病常被称为"老年疣"。其发病机制尚不完全清楚，一般认为是皮肤老化的迹象，还有人认为与遗传、紫外线照射及代谢相关。人乳头瘤病毒感染是否与该疾病有关仍未被证实。

随着人口老龄化趋势和人们对外表的注重，因脂溢性角化而就医的患者也越来越多。大部分典型病例诊断较容易，但不典型者容易与色素痣、病毒疣、鲍温病、皮赘、恶性黑素瘤等相混淆。一般来说，无创检查如皮肤镜、皮肤CT即可协助诊断，如果以上方法仍无法做出判断，则需要进行皮肤活检病理。

临床上对脂溢性角化的治疗方法很多，不同的方法可能会产生诸如色素沉着、瘢痕等副作用；该病也存在一定的复发率，或者其他部位新发。目前的治疗手段包括外用药物、激光、手术切除、光动力和冷冻疗法等。鉴于老年斑的临床表现各异，一定要诊断清楚，切勿耽误病情，然后再根据年龄、皮损大小、厚度、位置、数量选择合适的治疗方案。脂溢性角化一般情况下不需要特别治疗，但需要关注病变的大小是否变化、是否发生溃疡出血、病变是否迅速增多、四肢是否瘙痒等不适，一旦出现上述情况，须及时就诊。

◎皮脂腺痣

医学上的"痣"称色素痣、痣细胞痣，内含有色素的痣细胞。皮脂腺痣其实并非是"痣"，而是不同程度的毛囊、皮脂腺和大汗腺的畸形，内部并没有痣细胞的存在。皮脂腺痣通常出生时即有，发生率0.3%，主要发生于头面部，尤其是在头皮部位。其原因尚不清楚，有研究认为可能与PTCH基因缺失有关。

皮脂腺痣是一种动态发展的疾病，临床表现为黄色或疣状斑块（图5-18）。最初不明显，随着年龄增长，特别是青春期后明显增大、隆起。有研究发现，21.4%的皮脂腺痣

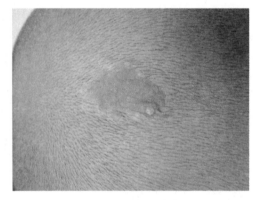

图5-18　皮脂腺痣
（黄褐色疣状斑块，出生即有）

可出现继发性肿瘤，其中良性肿瘤占18.9%，恶性肿瘤占2.5%。最常见继发性良性肿瘤是毛母细胞瘤和乳头状汗管囊腺瘤；也可继发恶性肿瘤，如基底细胞癌和鳞状细胞癌。皮脂腺痣继发的肿瘤往往发生在成人之后，很少发生于儿童。若继发恶性肿瘤，有可能危及生命，所以皮脂腺痣上出现结节、破溃，应及时就医、活检病理确诊。

　　手术完整切除是最主要的治疗手段，全切后一般不会复发。虽然青春期前极少恶变，但皮损面积随着年龄增大会增加手术难度；而且，皮脂腺痣好发于头面部，对孩子外观的影响很明显，尤其是如果皮损面积大、病变区域没有头发覆盖，对青春发育期的心理、生理、社交等都有较大影响；幼儿皮肤弹性大，创面易于愈合，所以一般建议尽早手术治疗。刮除、激光、冷冻等手段因为无法彻底去除病损，所以一般不建议采用。

　　大多数皮脂腺痣仅有皮肤损害，但对于皮损呈线状、广泛分布的，应提高警惕。有些伴有癫痫、智力低下等，称为线状皮脂腺痣综合征，偶有伴大脑、血管等畸形、眼结膜和神经损害、耳聋、肺血管瘤、面部发育不对称等其他问题。

◎化脓性肉芽肿

　　化脓性肉芽肿亦称分叶状毛细血管瘤，是一种常见的皮肤或黏膜良性血管增生，极少数可发生于静脉内、皮下组织和胃肠道，属于一种后天性血管瘤。

　　化脓性肉芽肿常表现为迅速增大的红色结节，会发展为带蒂的肿瘤，质地柔软而有弹性、易出血且不易控制，这常常给患者带来较大的心理压力（图5-19）。化脓性肉芽肿在任何年龄都可发生，但最常发生于儿童和青少年。其好发于头面、躯干上部、手足、口唇、牙龈等部位，也可见于婴儿脐部，妊娠期化脓性肉芽肿常发生于孕妇口腔。一般单发，偶尔多发或播散，大多数不会自行消退。一般根据上述临床特点可诊断，但是完全确

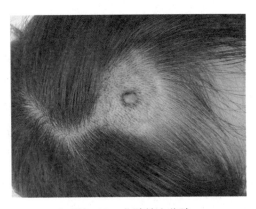

图5-19　化脓性肉芽肿
（红色结节，容易破溃出血）

213

诊需要活检病理。同时应当注意与汗孔瘤、Spitz痣、上皮样血管瘤、Kaposi肉瘤、无色素性恶性黑素瘤等相鉴别。

目前化脓性肉芽肿的发病原因尚不明确，可能与外伤或反复的刺激、感染、激素水平有关。尽管感染有可能是诱发因素，但化脓性肉芽肿不属于感染性疾病。

妊娠和药物引起的化脓性肉芽肿有可能会消退，但大多数不能自然消退，建议尽快治疗。治疗的方法包括手术切除、电凝、激光、冷冻等，具体采用何种治疗方法要根据皮损的大小、形态、所处位置、患者年龄、复发率以及瘢痕等方面综合考虑。

问：头皮肿物不痛不痒，需要处理吗？

答：由皮肤科医师诊视后决定是否需要处理。虽然良性皮损无伤大雅，但是恶性肿块的早期发现、早期诊断和早期治疗尤为重要。

通常老年人很少有新发痣，因此，当老年人皮肤出现不明原因的黑斑、瘀斑或肿物时，需警惕。特别是疼痛和瘙痒症状持续时，这可能发生了病变。在日常生活中如果黑斑或肿物出现以下变化，要及时就医：（1）皮损越来越大，尤其是短期内显著而迅速增大，形状不对称、边缘不整齐。（2）反复发生溃烂和化脓，易出血、有渗液或突然变硬凸起，且不易愈合。（3）颜色加深发亮，周围发红、变黑或颜色不均匀。（4）周围有卫星状损害发生。（5）皮损附近有淋巴结肿大。

问：做完头皮肿瘤切除手术后会影响外观吗？

答：做完头皮肿瘤切除手术多数并不会对外观造成明显的影响，通常还会有所改善。

手术医生会依据头皮肿瘤的性质、大小、面积、深度，选择最合适的手术方案，将病变区域完全切除，除手术切口遗留瘢痕处不长头发外，其余部位头发会正常生长。一般通过精细的美容外科设计和缝合修复后，遗留的切口瘢痕呈线性、很细，几乎会完全被旁边头发所覆盖。若介意手术切口瘢痕处不长头发，还可尝试毛发移植。毛发移植通过提取正常头发的毛囊移植到瘢痕部位，让瘢痕上长出头发，以遮盖瘢痕。

问：头皮上的色素痣可以用激光祛除吗？

答：激光是治疗色素痣的一种常用治疗方式，但怀疑有恶变可能或色素痣比较大时不能由激光彻底去除，建议在专业皮肤科医生的指导下选择正确治疗如手术等。

激光虽然是治疗色素痣的一种常用治疗方式，但每个人情况不一样，不可一概而论。如果痣是恶性的，那么激光的刺激有可能会促进癌细胞发生转移和扩散，得不偿失。必要时还需行病理化验。所以最好还是选择专科医院诊治，在专业皮肤科医生的指导下进行治疗。

问：头皮恶性肿瘤大概还能活多久？

答：这个问题没有明确的答案。虽然恶性肿瘤疾病非常危险，但并不意味着一旦患有头皮恶性肿瘤就相当于死刑。

患者的存活时间与很多因素有关，比如肿瘤的性质、浸润深度、恶性程度、是否发生转移及患者的身体状况等。若早期发现、早期诊断、病情相对较轻，则治疗难度低于晚期肿瘤。及早积极治疗，患者可存活很长时间甚至达到正常寿命。然而，晚期头皮恶性肿瘤的病情相对严重，肿瘤细胞常发生转移，导致患者生存期缩短。并且，头皮恶性肿瘤的种类繁多，不同类型的头皮恶性肿瘤患者的生存期不同。比如最常见的基底细胞癌就是一种低度恶性肿瘤，因其生长缓慢且极少发生转移，故很少有人死于基底细胞癌。但是恶性程度高的黑色素瘤，即使在早期阶段，也可能在短短几个月内发展为晚期。黑色素瘤常伴有全身转移，导致患者生存期很短并具有非常高的死亡率。

（图5-15第二张照片由浙江大学医学院附属第一医院方红医生提供，本节其余照片由撰写医生提供）

撰写：余南岚、杨希川［陆军军医大学第一附属医院（西南医院）］

审核：章星琪（中山大学附属第一医院）

参考文献

[1] 中国头癣诊疗指南工作组. 中国头癣诊断和治疗指南(2018修订版)[J]. 中国真菌学杂志, 2019, 14(1): 4–6.

[2] 陈翔. 皮肤病与性病学[M]. 北京: 高等教育出版社, 2021.

[3] 张学军, 郑捷. 皮肤性病学[M]. 北京: 人民卫生出版社, 2018.

[4] 冉玉平, 冯孝伟, 庄凯文, 等. 皮肤镜、光镜和扫描电镜确诊儿童头部阴虱病1例[J]. 临床皮肤科杂志, 2014, 43(12): 725–727.

[5] Mayo Clinic. Head lice[EB/OL]. https://www.mayoclinic.org/diseases-conditions/head-lice/symptoms-causes/syc-20356180. Last accessed on August 31, 2021.

[6] NHS, UK. Head lice and nits[EB/OL]. https://www.nhs.uk/conditions/head-lice-and-nits/. Last accessed on August 31, 2021.

[7] GRIFFITHS C E, BARKER J N. Pathogenesis and clinical features of psoriasis[J]. Lancet (London, England), 2007, 370(9583): 263–271.

[8] MASON A R, MASON J M, CORK M J, et al. Topical treatments for chronic plaque psoriasis of the scalp: a systematic review[J]. The British journal of dermatology, 2013, 169(3): 519–527.

[9] CHEN K, WANG G, JIN H, et al. Clinic characteristics of psoriasis in China: a nationwide survey in over 12000 patients[J]. Oncotarget, 2017, 8(28): 46381–46389.

[10] ANDRESSEN C, HENSELER T.[Inheritance of psoriasis. Analysis of 2035 family histories][J]. Der Hautarzt; Zeitschrift fur Dermatologie, Venerologie, und verwandte Gebiete, 1982, 33(4): 214–217.

[11] OGAWA K, OKADA Y. The current landscape of psoriasis genetics in 2020[J]. Journal of dermatological science, 2020, 99(1): 2–8.

[12] CHAN C S, VAN VOORHEES A S, LEBWOHL M G, et al. Treatment of severe scalp psoriasis: from the Medical Board of the National Psoriasis Foundation[J]. Journal of the American Academy of Dermatology, 2009, 60(6): 962–971.

[13] WOZEL G, KLEIN E, MROWIETZ U, et al. Scalp psoriasis[J]. Journal der Deutschen Dermatologischen Gesellschaft = Journal of the German Society of Dermatology : JDDG, 2011, 9(1): 70–74.

[14] DANDO T M, WELLINGTON K. Topical tazarotene: a review of its use in the treatment of plaque psoriasis[J]. American journal of clinical dermatology, 2005,

6(4): 255-272.

[15] VISSERS W H, VAN VLIJMEN I, VAN ERP P E, et al. Topical treatment of mild to moderate plaque psoriasis with 0.3% tacrolimus gel and 0.5% tacrolimus cream: the effect on SUM score, epidermal proliferation, keratinization, T-cell subsets and HLA-DR expression[J]. The British journal of dermatology, 2008, 158(4): 705-712.

[16] TORSEKAR R, GAUTAM M M. Topical Therapies in Psoriasis[J]. Indian dermatology online journal, 2017, 8(4): 235-245.

[17] OSINKA K, DUMYCZ K, KWIEK B, et al. Novel Therapeutic Approaches to Atopic Dermatitis[J]. Arch Immunol Ther Exp (Warsz), 2018, 66(3): 171-181.

[18] GUO Y, LI P, TANG J, et al. Prevalence of Atopic Dermatitis in Chinese Children aged 1-7 ys[J]. Sci Rep, 2016, 6: 29751.

[19] MU Z, ZHAO Y, LIU X, et al. Molecular biology of atopic dermatitis[J]. Clin Rev Allergy Immunol, 2014, 47(2): 193-218.

[20] MOHAPATRA S S, MOHAPATRA S, MCGILL A R, et al. Molecular mechanism-driven new biomarkers and therapies for atopic dermatitis[J]. J Allergy Clin Immunol, 2020, 146(1): 72-73.

[21] DOU J, ZENG J, WU K, et al. Microbiosis in pathogenesis and intervention of atopic dermatitis[J]. Int Immunopharmacol, 2019, 69: 263-269.

[22] DE LA O E N O, SIDBURY R. Atopic Dermatitis: Update on Pathogenesis and Therapy[J]. Pediatr Ann, 2020, 49(3): e140-e146.

[23] MOGHTADERI M, FARJADIAN S, KASHEF S, et al. Specific IgE to common food allergens in children with atopic dermatitis[J]. Iran J Immunol, 2012, 9(1): 32-38.

[24] LIU P, ZHAO Y, MU Z L, et al. Clinical Features of Adult/Adolescent Atopic Dermatitis and Chinese Criteria for Atopic Dermatitis[J]. Chin Med J (Engl), 2016, 129(7): 757-762.

[25] 中华医学会皮肤性病学分会免疫学组, 特应性皮炎协作研究中心. 中国特应性皮炎诊疗指南(2020版)[J]. 中华皮肤科杂志, 2020, 053(002): 81-88.

[26] EICHENFIELD L F, TOM W L, CHAMLIN S L, et al. Guidelines of care for the management of atopic dermatitis: section 1. Diagnosis and assessment of atopic dermatitis[J]. J Am Acad Dermatol, 2014, 70(2): 338-351.

[27] SHAINHOUSE T, EICHENFIELD L F. Long-term safety of tacrolimus ointment in children treated for atopic dermatitis[J]. Expert Opin Drug Saf, 2003, 2(5): 457-465.

[28] AKDIS C A, AKDIS M, BIEBER T, et al. Diagnosis and treatment of atopic dermatitis in children and adults: European Academy of Allergology and Clinical Immunology/American Academy of Allergy, Asthma and Immunology/PRACTALL Consensus Report[J]. J Allergy Clin Immunol, 2006, 118(1): 152–169.

[29] IBLER K S, JEMEC G B. Novel investigational therapies for atopic dermatitis[J]. Expert Opin Investig Drugs, 2015, 24(1): 61–68.

[30] JEONG S W, HAN H R, SEO I B, et al. Outbreak of Dermatitis Digitalis and Dermatitis Verrucosa in Korea[J]. 1994.

[31] AKIKO, KOIZUMI, YUKO, et al. Investigation of the Clinical Symptoms and Patch Test Results of 73 Patients with Hair Dye Dermatitis[J]. Journal of Environmental Dermatology Cutaneous Allergology, 2017, 11(2): 130–137.

[32] PEISER M, TRALAU T, HEIDLER J, et al. Allergic contact dermatitis: epidemiology, molecular mechanisms, in vitro methods and regulatory aspects. Current knowledge assembled at an international workshop at BfR, Germany[J]. Cellular and molecular life sciences : CMLS, 2012, 69(5): 763–781.

[33] BRYS A K, RODRIGUEZ-HOMS L G, SUWANPRADID J, et al. Shifting Paradigms in Allergic Contact Dermatitis: The Role of Innate Immunity[J]. The Journal of investigative dermatology, 2020, 140(1): 21–28.

[34] NASSAU S, FONACIER L. Allergic Contact Dermatitis[J]. The Medical clinics of North America, 2020, 104(1): 61–76.

[35] 周城. 脱发[M]. 北京: 北京大学医学出版社, 2020.

[36] WEINKAUF B, RUKWIED R, QUIDING H, et al. Local gene expression changes after UV-irradiation of human skin[J]. PloS one, 2012, 7(6): e39411.

[37] SZEWCZYK M, PAZDROWSKI J, GOLUSIŃSKI P, et al. Basal cell carcinoma in farmers: an occupation group at high risk[J]. International archives of occupational and environmental health, 2016, 89(3): 497–501.

[38] VERKOUTEREN J A C, RAMDAS K H R, WAKKEE M, et al. Epidemiology of basal cell carcinoma: scholarly review[J]. The British journal of dermatology, 2017, 177(2): 359–372.

[39] TANESE K. Diagnosis and Management of Basal Cell Carcinoma[J]. Current treatment options in oncology, 2019, 20(2): 13.

[40] ANDERSEN L K, DAVIS M D. Sex differences in the incidence of skin and skin-related diseases in Olmsted County, Minnesota, United States, and a comparison with other rates published worldwide[J]. International journal of dermatology,

2016, 55(9): 939-955.

[41] NASSER N, NASSER FILHO N, LEHMKUHL R L. Squamous cell cancer--31-year epidemiological study in a city of south Brazil[J]. An Bras Dermatol, 2015, 90(1): 21-26.

[42] AGBAI O N, BUSTER K, SANCHEZ M, et al. Skin cancer and photoprotection in people of color: a review and recommendations for physicians and the public[J]. J Am Acad Dermatol, 2014, 70(4): 748-762.

[43] WEI L, ALLAIN D C, BERNHARDT M N, et al. Variants at the OCA2/HERC2 locus affect time to first cutaneous squamous cell carcinoma in solid organ transplant recipients collected using two different study designs[J]. The British journal of dermatology, 2017, 177(4): 1066-1073.

[44] KIM J Y S, KOZLOW J H, MITTAL B, et al. Guidelines of care for the management of cutaneous squamous cell carcinoma[J]. J Am Acad Dermatol, 2018, 78(3): 560-578.

[45] LEONARDI G C, FALZONE L, SALEMI R, et al. Cutaneous melanoma: From pathogenesis to therapy (Review)[J]. International journal of oncology, 2018, 52(4): 1071-1080.

[46] MAHONEY K M, FREEMAN G J, MCDERMOTT D F. The Next Immune-Checkpoint Inhibitors: PD-1/PD-L1 Blockade in Melanoma[J]. Clinical therapeutics, 2015, 37(4): 764-782.

[47] HOHMANN C B, BONAMIGO R R, SEGATTO M M, et al. Could a specific dietary intake be a risk factor for cutaneous melanoma?[J]. Cutis, 2016, 97(6): 421-425.

[48] TSAO H, OLAZAGASTI J M, CORDORO K M, et al. Early detection of melanoma: reviewing the ABCDEs[J]. J Am Acad Dermatol, 2015, 72(4): 717-723.

[49] RAIGANI S, COHEN S, BOLAND G M. The Role of Surgery for Melanoma in an Era of Effective Systemic Therapy[J]. Current oncology reports, 2017, 19(3): 17.

[50] DEL ROSSO J Q. A Closer Look at Seborrheic Keratoses: Patient Perspectives, Clinical Relevance, Medical Necessity, and Implications for Management[J]. The Journal of clinical and aesthetic dermatology, 2017, 10(3): 16-25.

[51] HEIDENREICH B, DENISOVA E, RACHAKONDA S, et al. Genetic alterations in seborrheic keratoses[J]. Oncotarget, 2017, 8(22): 36639-36649.

[52] KAMYAB-HESARI K, SEIRAFI H, JAHAN S, et al. Nevus sebaceus: a clinicopathological study of 168 cases and review of the literature[J]. International journal of dermatology, 2016, 55(2): 193-200.

[53] NAMIKI T, MIURA K, UENO M, et al. Four Different Tumors Arising in a Nevus Sebaceous[J]. Case reports in dermatology, 2016, 8(1): 75–79.

[54] WOLLINA U, LANGNER D, FRANçA K, et al. Pyogenic Granuloma – A Common Benign Vascular Tumor with Variable Clinical Presentation: New Findings and Treatment Options[J]. Open access Macedonian journal of medical sciences, 2017, 5(4): 423–426.

[55] XU Y, LI H, WANG Z X, et al. Multiple Eruptive Pyogenic Granulomas Occurring in a Region of Scalded Skin[J]. Pediatric dermatology, 2016, 33(1): e27–e28.

[56] TIWARI S, NEELAKANTI A, SATHYANARAYANA S. An innovative and less invasive management of recurrent pyogenic granuloma in the esthetic zone: A case report with 18–month follow–up[J]. Journal of Indian Society of Periodontology, 2017, 21(3): 241–244.